画像診断
2025 Vol.45 No.4
増刊号

多様な視点で探る
頭頸部画像診断
—画像所見・発生・由来臓器から読み解く—

編 **檜山貴志**（国立がん研究センター東病院 放射線診断科）

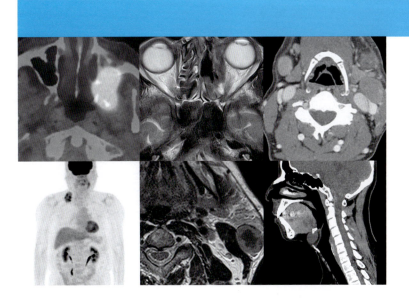

執筆者一覧

編	檜山貴志	国立がん研究センター東病院 放射線診断科

執筆者 (執筆順)		
	酒井正史	筑波大学 医学医療系 放射線診断・IVR学
	馬場　亮	東京慈恵会医科大学 放射線医学講座
	山内英臣	東京慈恵会医科大学 放射線医学講座
	尾尻博也	東京慈恵会医科大学 放射線医学講座
	勇内山大介	代々木美容皮膚科／東京医科大学 放射線医学分野
	石田尚利	東京医科大学 放射線医学分野
	齋藤和博	東京医科大学 放射線医学分野
	髙井由希子	岐阜大学 放射線科
	加藤博基	岐阜大学 放射線科
	松尾政之	岐阜大学 放射線科
	久保優子	国立がん研究センター中央病院 放射線診断科
	楠本昌彦	国立がん研究センター中央病院 放射線診断科
	金谷本真	北海道大学大学院医学研究院 放射線科学分野 画像診断学教室
	藤間憲幸	北海道大学大学院医学研究院 放射線科学分野 画像診断学教室
	子安　翔	京都大学医学部附属病院 放射線部
	益岡壮太	自治医科大学附属病院 画像診断科
	服部真也	千葉大学医学部附属病院 画像診断センター
	羽柴　淳	千葉大学医学部附属病院 画像診断センター
	向井宏樹	千葉大学医学部附属病院 画像診断センター
	熊澤高雄	倉敷中央病院 放射線診断科
	小山　貴	倉敷中央病院 放射線診断科
	武政尚暉	順天堂大学医学部 放射線診断学講座
	齋藤尚子	順天堂大学医学部 放射線診断学講座
	冨田隼人	聖マリアンナ医科大学 放射線診断・IVR学講座

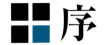

　頭頸部画像診断の教科書は，病態や解剖など様々な方面で多数の良書が発刊されており，自分が放射線診断医となった十数年前とは様変わりしている．本書では，これまでの書籍とは少し切り口を変えて，特徴的な画像所見や発生学，病変の由来臓器など様々な観点から頭頸部画像を紐解いていく構成とした．様々な観点から画像所見をとらえることで，疾患を多角的に把握し，より深い理解が得られるのではないかと考えている．

　本書は3部構成となっている．第1章では，特徴的な画像所見から病変を紐解くような内容となっている（vascularity，石灰化・骨化，嚢胞性病変，壊死・嚢胞変性，脂肪，出血，MRIの信号強度，FDG-PET/CTの集積）．各画像所見の成因まで，できる限り言及していただいているため，深い理解が得られ，応用が利くような内容となっている．頭頸部では生検が比較的容易で，質的診断を求められる状況は多くはないものの，眼窩・頭蓋底，粘膜下の深部病変などの生検困難部位や偶発的な病変など，質的診断を迫られる状況も少なくない．この章は読影時に所見から鑑別疾患を絞る際にも役立ててほしい．

　第2章は発生学的視点から頭頸部病変を解説する．頭頸部には発生段階における異常が原因となるような病態や正常変異が多数存在しているため，発生学を絡めた理解をしておくことが疾患の本質的な把握につながる．また，発生を踏まえた知識があると，応用が利くような場合も多くある（例えば，胸腺の下降経路を知っていれば，その部位にできた腫瘤の鑑別として異所性胸腺やそこから発生した腫瘍が挙げられる）．若手医師には，発生学的知識の習得を通じて，より深い疾患理解を目指していただきたい．

　第3章は由来臓器の観点から頭頸部病変を考察する．鑑別疾患は発生臓器によって異なるため，由来臓器の推定が診断の鍵となる症例にもしばしば遭遇する．一方，頭頸部では臓器が密接しているため病変の由来判定が困難な場合がある．本章では教育的な実例を用いてその推定方法を解説している．この章は，2017年に南　学先生が編集された画像診断増刊号「画像による病変の由来部位の診断」での執筆経験を基に構想した．また，全身疾患の初発症状として頭頸部病変がみつかる症例や，頭頸部に随伴する所見が診断につながる症例もあるため，多発病変・随伴病変の項を設けた．

　最後に，各章の先生方には，様々な視点から解説を行うという，高度な専門性と豊富な経験を求められる，大変労力のかかる執筆をお引き受けいただいた．ここに深く感謝の意を表する．

2025年1月
国立がん研究センター東病院放射線診断科
檜山 貴志

多様な視点で探る 頭頸部画像診断
―画像所見・発生・由来臓器から読み解く―

CONTENTS
目次

序　檜山貴志 S3

1 章　特徴的画像所見からみる頭頸部病変

1 vascularity　酒井正史　S12

1．vascularityの画像による評価 S12
2．ダイナミック検査 S12
3．造影剤の薬物動態 S13
4．多血性病変 S13
　　1 傍神経節腫 S13
　　2 孤立性線維性腫瘍 S14
　　3 腎細胞癌の転移 S15
　　4 頸動脈瘤 S15
5．乏血性病変 S17
　　1 鼻副鼻腔ポリープ S17
　　2 真珠腫 S17
　　3 コレステリン肉芽腫 S18
6．ダイナミック・スタディの造影パターンが特徴的な病変 S19
　　1 Warthin腫瘍 S19
　　2 多形腺腫 S21
　　3 副甲状腺腺腫 S22
　　4 海綿状血管腫 S22
　　MEMO 悪性の唾液腺腫瘍 *S19*

2 石灰化・骨化　馬場 亮，山内英臣，尾尻博也　S25

1．石灰化・骨化を示す疾患・病態・変化 S25
2．石灰化・骨化の発生機序 S25
3．石灰化・骨化を示す疾患 S26
　　1 石灰化を示すリンパ節病変を呈する疾患 S26
　　2 骨肉腫 S29
　　3 軟骨肉腫 S29

④ 血管奇形		S29
⑤ 副鼻腔真菌症		S29
⑥ 石灰沈着性頸長筋腱炎		S30
⑦ 骨腫		S31
⑧ 骨化性迷路炎		S32
⑨ 鼓室硬化症		S32
⑩ 披裂軟骨の生理的硬化		S32
⑪ 茎状突起過長症(Eagle症候群)		S33
⑫ 滑膜性骨軟骨腫症		S33
⑬ 唾石		S34
⑭ 扁桃結石		S34
TIPS 石灰化・骨化の評価における画像診断モダリティの特性		*S35*

3 嚢胞性病変 勇内山大介,石田尚利,齋藤和博　　　　S37

1. 頭頸部嚢胞性病変の鑑別の考え方		S37
2. 発生異常を成因とする頭頸部嚢胞性病変		S37
① 甲状舌管嚢胞		S37
② 第1鰓裂嚢胞		S37
③ 第2鰓裂嚢胞		S40
④ Tornwaldt嚢胞		S40
⑤ 鼻口蓋管嚢胞		S41
⑥ 皮様嚢腫		S41
⑦ リンパ管奇形		S42
3. "詰まり"を成因とする嚢胞性病変		S43
① 表在部の貯留嚢胞		S44
② 深部の貯留嚢胞		S44
4. 手術修飾による嚢胞性病変		S46
① 術後上顎嚢胞		S46
5. その他の後天的原因による嚢胞性病変		S47
① 歯原性角化嚢胞		S47
② 含歯性嚢胞		S47
TIPS オルソパントモグラムの有用性		*S47*

4 壊死・嚢胞変性 髙井由希子,加藤博基,松尾政之　　　　S49

1. 唾液腺腫瘍		S50
① 多形腺腫		S50
② Warthin腫瘍		S50
③ 粘表皮癌		S52
④ 腺様嚢胞癌		S52
2. リンパ節病変		S53
① 扁平上皮癌のリンパ節転移		S53
② p16陽性中咽頭癌のリンパ節転移		S53
③ 甲状腺癌のリンパ節転移		S54
④ 悪性リンパ腫		S55

CONTENTS

　　　　⑤ 化膿性リンパ節炎 ……………………………………………………………… S55
　　　　⑥ 結核性リンパ節炎 ……………………………………………………………… S55
　　　　⑦ 組織球性壊死性リンパ節炎（菊池病）……………………………………… S56

　3．膿瘍 ……………………………………………………………………………………… S56
　　　　① 眼窩骨膜下膿瘍・眼窩膿瘍 ………………………………………………… S56
　　　　② 耳下腺膿瘍 …………………………………………………………………… S57
　　　　③ 扁桃周囲膿瘍・傍咽頭間隙膿瘍 …………………………………………… S57
　　　　④ 咽後膿瘍 ……………………………………………………………………… S58

　4．その他 …………………………………………………………………………………… S58
　　　　① 神経鞘腫 ……………………………………………………………………… S58
　　　　② 傍神経節腫 …………………………………………………………………… S58
　　　　③ 嗅神経芽細胞腫 ……………………………………………………………… S58
　　　　④ 未分化癌（鼻副鼻腔・甲状腺）…………………………………………… S59
　　　　⑤ 節外性NK/T細胞リンパ腫・鼻型 ………………………………………… S59
　　　　⑥ 副甲状腺腺腫 ………………………………………………………………… S60
　　　　MEMO1 壊死・嚢胞変性の内容液の性状・信号強度 …………………… *S49*
　　　　MEMO2 小唾液腺の分布 …………………………………………………… *S50*
　　　　MEMO3 副甲状腺の発生学 ………………………………………………… *S61*
　　　　TIPS1 多形腺腫に類似する疾患 ………………………………………… *S51*
　　　　TIPS2 結核および非結核性抗酸菌によるリンパ節炎 ………………… *S55*
　　　　TIPS3 扁桃周囲膿瘍と化膿性外側咽頭後リンパ節炎の鑑別 ………… *S57*

5 脂肪　　久保優子，楠本昌彦　　　　　　　　　　　　　　　　　　　　　　S62

　1．脂肪を含有もしくは変化を来す疾患 ……………………………………………… S62
　2．脂肪の同定に必要な検査方法 ……………………………………………………… S63
　3．脂肪性腫瘍 ……………………………………………………………………………… S63
　　　　① 脂肪腫 ………………………………………………………………………… S63
　　　　② 褐色細胞腫 …………………………………………………………………… S63
　　　　③ 血管脂肪腫 …………………………………………………………………… S65
　　　　④ 紡錘形細胞脂肪腫 …………………………………………………………… S66
　　　　⑤ 高分化型脂肪肉腫 …………………………………………………………… S67
　　　　⑥ 脱分化型脂肪肉腫 …………………………………………………………… S68

　4．脂肪性腫瘍以外の病変 ……………………………………………………………… S69
　　　　① 奇形腫 ………………………………………………………………………… S69
　　　　② 異所性過誤腫性胸腺腫 ……………………………………………………… S70
　　　　③ 唾液腺の脂肪変性 …………………………………………………………… S70
　　　　④ 外科手術後の再建皮弁 ……………………………………………………… S71
　　　　⑤ 脳神経麻痺による脱神経化 ………………………………………………… S72

6 出血　　山内英臣，馬場 亮，尾尻博也　　　　　　　　　　　　　　　　　　S74

　1．出血を示す疾患・病態・変化 ……………………………………………………… S74
　2．各領域の病変における出血の発生機序 …………………………………………… S74
　3．出血・血腫，ヘモジデリン沈着を示す代表的疾患・病態 …………………… S75

1 動脈瘤様骨嚢腫 ……………………………………………… S75

2 血瘤腫 ……………………………………………………………… S75

3 粘膜悪性黒色腫 ………………………………………………… S77

4 Warthin腫瘍 …………………………………………………… S77

5 側頭骨コレステリン肉芽腫 ……………………………… S78

6 内耳出血 ………………………………………………………… S78

7 血管・リンパ管奇形 ………………………………………… S80

8 術後出血・血腫 ………………………………………………… S80

9 内リンパ嚢腫瘍 ………………………………………………… S83

7 MRIの信号強度　金谷本真, 藤間憲幸　　　S86

1．T2強調像で低信号を示す疾患 ……………………… S86

1 デスモイド型線維腫症 ……………………………………… S86

2 多発血管炎性肉芽腫症 ……………………………………… S88

3 IgG4関連疾患 …………………………………………………… S89

4 血瘤腫 …………………………………………………………… S90

5 菌球形成を伴う真菌性副鼻腔炎 ………………………… S90

6 アレルギー性真菌性鼻副鼻腔炎 ………………………… S90

2．T1強調像で高信号を示す疾患 ……………………… S91

1 粘液瘤 …………………………………………………………… S91

2 甲状腺癌リンパ節転移 ……………………………………… S91

3 内耳出血 ………………………………………………………… S92

4 コレステリン肉芽腫 ………………………………………… S93

5 悪性黒色腫 ……………………………………………………… S93

3．拡散強調像で強い高信号，ADC低下を示す疾患 … S94

1 悪性リンパ腫 …………………………………………………… S94

2 神経内分泌癌 …………………………………………………… S95

MEMO HPV陽性中咽頭癌とADC値 ……………………… S95

TIPS T2強調像と脂肪抑制併用の有無 ………………… S89

8 FDG-PET/CT　子安 翔　　　S97

1．総論：PET画像読影上の一般的な注意点 ………… S97

1 適切な表示条件の設定 ……………………………………… S97

2 MIP画像による全身分布の把握 ………………………… S99

3 病変のサイズを考慮した集積強度の解釈 …………… S99

2．各論 ……………………………………………………………… S101

1 "高集積"する"悪性疾患" …………………………………… S102

2 "高集積"する"良性腫瘍・非腫瘍性疾患" …………… S102

3 "低～中程度集積"の"悪性疾患" ………………………… S109

4 "低～中程度集積"の"良性腫瘍・非腫瘍性疾患" … S110

CONTENTS

2 章　発生学的視点からみる頭頸部病変

1 舌骨下頸部，口腔・中咽頭領域　益岡壮太　　S114

1．頭頸部の発生と病態 …………………………………………………………… S114
2．第2咽頭裂嚢胞（側頸嚢胞） ………………………………………………… S115
3．第3咽頭嚢と第4咽頭嚢異常（異所性胸腺，異所性副甲状腺，梨状窩瘻） … S117
　　1 異所性胸腺 …………………………………………………………………… S118
　　2 異所性副甲状腺 ……………………………………………………………… S118
　　3 梨状窩瘻 ……………………………………………………………………… S119
4．甲状腺の発生と病態 …………………………………………………………… S120
　　1 異所性甲状腺 ………………………………………………………………… S120
　　2 甲状舌管嚢胞（正中頸嚢胞） ……………………………………………… S122
　　3 リンパ管奇形 ………………………………………………………………… S124
　　MEMO1 咽頭弓 ………………………………………………………………… *S114*
　　MEMO2 梨状窩瘻と咽頭弓の発生 ………………………………………… *S119*

2 舌骨上頸部（口腔・中咽頭を除く）　服部真也，羽柴 淳，向井宏樹　　S126

1．顔面正中構造の発生 …………………………………………………………… S126
　　1 先天性梨状口狭窄 …………………………………………………………… S127
2．鼻腔の発生 ……………………………………………………………………… S128
　　1 後鼻孔閉鎖 …………………………………………………………………… S128
3．鼻涙管の発生 …………………………………………………………………… S130
　　1 先天鼻涙管閉塞 ……………………………………………………………… S131
　　2 先天涙嚢瘤 …………………………………………………………………… S131
　　3 鼻涙管の骨性閉鎖／狭窄 …………………………………………………… S132
4．鼻根部の発生 …………………………………………………………………… S132
　　1 類皮嚢腫／類表皮嚢腫 ……………………………………………………… S134
　　2 鼻部先天性皮膚洞 …………………………………………………………… S134
　　3 前頭鼻部髄膜脳瘤，または鼻腔内グリオーマ …………………………… S135

3 章 　由来臓器からみる頭頸部病変

1 舌骨下領域，口腔・中咽頭領域　熊澤高雄，小山 貴　S138

症例1　口腔領域の腫瘍 その① S138
　　　Point 1　口腔の扁平上皮癌と小唾液腺由来の癌との鑑別 S139
症例2　口腔領域の腫瘍 その② S141
　　　Point 2　顎骨を侵す悪性腫瘍の鑑別 S141
症例3　側頸部嚢胞性病変 S142
　　　Point 3　側頸部嚢胞性病変の鑑別 S142
症例4　喉頭病変 S144
　　　Point 4　喉頭軟骨肉腫について S144
症例5　甲状腺周囲病変 S145
　　　Point 5　甲状腺周囲病変の鑑別 S145
　　　TIPS 1　小唾液腺腫瘍の特徴 *S139*
　　　TIPS 2　側頸嚢胞と嚢胞性リンパ節転移の鑑別 *S143*
　　　TIPS 3　食道憩室の名称 *S148*

2 舌骨上領域（口腔・中咽頭を除く）　武政尚暉，齋藤尚子　S149

症例1　顎下間隙の腫瘤 S149
　　　Point 1　顎下腺腫瘍か顎下リンパ節病変か？ S150
症例2　耳下腺内の腫瘤 S151
　　　Point 2　耳下腺腫瘍か神経原性腫瘍か？ S152
症例3　傍咽頭間隙の腫瘤 S153
　　　Point 3　傍咽頭間隙の脂肪偏位による由来の鑑別 S153
症例4　中頭蓋底の病変 S155
　　　Point 4　中頭蓋底病変か頭蓋外病変か？ S155
　　　Point 5　脊索腫 S157
　　　MEMO　上咽頭癌の頭蓋底，頭蓋内への進展経路 *S156*

3 多発病変・随伴病変　冨田隼人　S158

１．頭頸部リンパ節と関連する多発病変・随伴病変 S158
　　　1 悪性リンパ腫 S158
　　　2 IgG4関連疾患 S158
　　　3 結核 S159
　　　4 サルコイドーシス S160
２．頭頸部臓器と関連する多発病変・随伴病変 S160
　　　1 ANCA関連血管炎 S162
　　　2 多発性内分泌腫瘍症 S162
　　　3 再発性多発軟骨炎 S163
　　　4 線毛機能不全症候群 S165
索引 S166

1章 特徴的画像所見からみる頭頸部病変

1章 特徴的画像所見からみる頭頸部病変

1 vascularity

酒井正史

Key Point

- vascularityとは病変の血流の程度のことであり，ダイナミック検査では動脈相でvascularityを評価することができる．
- 多血性病変を示唆する画像所見として，ダイナミック検査における動脈相での濃染，MRIにおける病変内部のflow void，"salt and pepper appearance"，"polar vessel sign"がある．
- 頭頸部病変のvascularityや特徴的なダイナミック・スタディの造影パターンは，病変の鑑別診断に有用である．

はじめに

　vascularityとは病変の血流（脈管）の程度であり，血流の多い病変は多血性，少ない病変は乏血性と呼ばれる．画像で病変のvascularityを評価することで，鑑別診断に役立つ．CT，MRIでのvascularity評価には，ダイナミック検査における動脈相が用いられるが，他の相の画像所見と組み合わせて特徴的な造影パターンを示す病変もあり，鑑別診断に有用である．
　本項では，多血性病変，乏血性病変，ダイナミック・スタディの造影パターンが特徴的な病変について，それぞれ頭頸部の代表的な病変を挙げ，画像的特徴やその原因について解説する（表）．

1 vascularityの画像による評価

　CT，MRIでは，ダイナミック検査での動脈相でvascularityを評価できる．多血性病変では動脈相で濃染する．また，多血性病変では，CTやMRIで病変に流入動脈や流出静脈を反映した太い血管を認めることがある．MRIで病変内部にflow voidを認める場合には，多血性病変を示唆する所見である．
　血管造影検査や超音波検査でもvascularityは評価できる．超音波検査では，ドプラ法や造影超音波検査などが用いられる．本項では，CT，MRIを中心にvascularityについて述べる．

2 ダイナミック検査

　ダイナミック検査とは，造影剤を急速に投与し複数回CTやMRIを撮影/撮像する検査であり，病変における造影効果の有無や程度や経時的変化がわかり，病変のvascularityやcellularity（細胞成分の多寡）など様々な情報を得ることができる．ダイナミック検査の所見を評価する上で，造影剤の薬物動態を理解する必要がある．

1 vascularity

表 本項で取り上げた病変とその特徴的な画像所見

	病変	特徴的な画像所見
多血性病変	傍神経節腫	• "salt and pepper appearance"
	孤立性線維性腫瘍	• T2強調像で高信号域と低信号域が混在する
	腎細胞癌の転移	• リンパ節，耳下腺，甲状腺，鼻腔，皮膚，頭蓋骨，傍咽頭間隙など，頭頸部の様々な部位に転移する
	頸動脈瘤	• 動脈内と同様の造影効果を示す
乏血性病変	鼻副鼻腔ポリープ	• 粘液が貯留した嚢胞性病変で辺縁のみ造影される
	真珠腫	• ケラチンが貯留した嚢胞性病変で，辺縁のみ造影される • 拡散制限を示す
	コレステリン肉芽腫	• コレステリン結晶や出血成分を含む嚢胞性病変で，辺縁のみ造影される • T1強調像で高信号を示す
ダイナミック・スタディの造影パターンが特徴的な病変	Warthin腫瘍	• 早期濃染，著明なwashoutパターン
	多形腺腫	• 漸増性の造影パターン
	副甲状腺腺腫	• 早期濃染，washoutパターン • "polar vessel sign"
	海綿状血管腫	• 早期相で点状に染まり，漸増性に造影効果が広がる造影パターン • T2強調像で高信号を示す

3 造影剤の薬物動態

　CTではヨード造影剤，MRIでは血管外液性ガドリニウム造影剤が用いられ，いずれも同様の薬物動態を示す．末梢の静脈から投与された造影剤は，心臓・肺から全身の動脈を介して全身の臓器の毛細血管に到達する（動脈相）．造影剤の濃度勾配に従って，速やかに毛細血管から組織の間質液へ移行する（移行相）．造影剤が腎から排泄され始め，造影剤の濃度が間質液＞毛細血管となると，逆に造影剤は間質液から毛細血管へ移行する（遅延相）．動脈相は造影剤が動脈・毛細血管内に留まっている相であり，動脈相での造影効果は組織のvascularityを反映している（図1）[1]．遅延相での造影効果は組織の細胞外液量を反映しており，細胞外液量が多い（細胞成分が少ない）組織では造影効果が高くなる（図1）[1]．

4 多血性病変（表）

　多血性病変には，血流が豊富な腫瘍である多血性腫瘍，動脈瘤などの血管病変がある．本項では，頭頸部原発の多血性腫瘍である傍神経節腫，孤立性線維性腫瘍，多血性の転移を呈する腫瘍として腎細胞癌，血管病変として頸動脈瘤を取り上げる．

1 傍神経節腫（paraganglioma）（図2）

　傍神経節腫は傍神経節から発生する腫瘍である．頭頸部では頸動脈小体に発生するcarotid body tumor，迷走神経神経節に発生するglomus vagale，頸静脈孔に発生するglomus jugulare，鼓室に発生するglomus tympanicumに分類される．

画像所見　腫瘍の豊富な血流を反映して，造影CT，造影MRIの動脈相で強く均一な造影効果を認める．MRIでは，腫瘍内血管を反映してflow voidを認める．1cm以上の大きさ

画像診断　Vol.45 No.4 増刊号　2025　　　　　S13

1章 特徴的画像所見からみる頭頸部病変

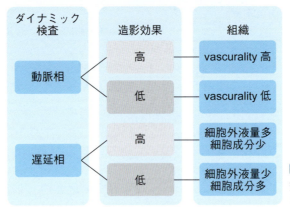

図1 ダイナミック検査における造影効果と組織との関連
(文献1)を参考に作成)

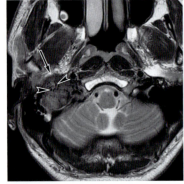
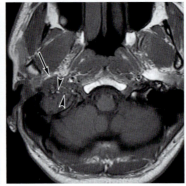
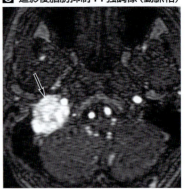

A T2強調像　**B** T1強調像　**C** 造影後脂肪抑制T1強調像(動脈相)

図2 20歳台,男性　傍神経節腫
数か月前から右難聴,めまい.
A〜C：右中耳〜外耳に広がる腫瘤を認める(→).T2強調像では腫瘤内部にflow voidを認め(**A**；▷),T1強調像では腫瘤内部に点状の高信号域と低信号域を認め(**B**；▷),"salt and pepper appearance"である.腫瘤は,ダイナミックMRI動脈相(**C**)で全体的に強く造影される.
栄養血管塞栓術後に腫瘍摘出術が施行され,傍神経節腫の診断となった.

の腫瘍では,MRIで"salt and pepper appearance"を呈することがある[2].T2強調像やT1強調像で,点状の高信号域と低信号域とが混在する所見である."salt"は高信号域で遅い血流や出血を,"pepper"は低信号域でflow voidを反映している[2].このappearanceは傍神経節腫に特異的な画像所見ではなく,甲状腺癌の転移など他の多血性腫瘍でもみられる[2].

2 孤立性線維性腫瘍(solitary fibrous tumor；SFT)(図3)

孤立性線維性腫瘍は間葉系細胞由来の腫瘍である.胸膜発生が多いが,全身に発生しうる.頭頸部領域では,眼窩,口腔,唾液腺,鼻副鼻腔,傍咽頭間隙などに生じる.病理組織学的に,紡錘形細胞が不規則かつ不均一に配列し,牡鹿の角様(staghorn)と呼ばれるスリット状の血管腔が間質に多数みられるのが特徴である.免疫学的にCD34が陽性になることが特徴である.

画像所見 孤立性線維性腫瘍は強く造影されるのが特徴である.これは,病理組織学的に間質に非常に豊富な脈管が存在することによる[3].T2強調像で,低信号域と高信号域が混

1 vascularity

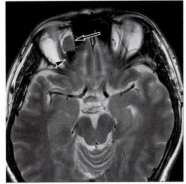
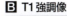
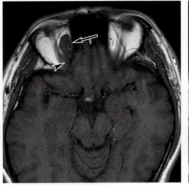
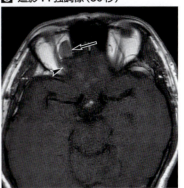
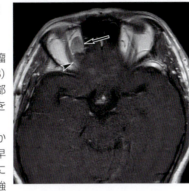
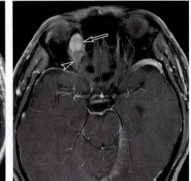

図3 40歳台，男性　孤立性線維性腫瘍（SFT）
右眼窩腫脹．
A，B：眼窩左上の筋円錐内外に腫瘤を認める（→）．腫瘤はT1強調像（B）で低信号，T2強調像（A）で腫瘤前方部分は高信号，後方部分（▶）は低信号を示す．
C～E：腫瘤の前方部分（→）は早期から造影され，腫瘤の後方部分（▶）は早期にはほとんど造影されず，遷延性に造影される．腫瘤の後方部分はT2強調像（A）で低信号，遷延性に造影されており，線維成分が豊富な部分を疑う．
腫瘍摘出術が施行され，孤立性線維性腫瘍の診断となった．

在する所見も特徴的である．低信号域は線維成分を反映し，高信号域は出血，囊胞変性，比較的新しい線維化を反映している[4]．

3 腎細胞癌（renal cell carcinoma）の転移（図4）

腎細胞癌は全身の様々な臓器に転移しうる．頭頸部領域への転移は，転移を伴う腎細胞癌のうち，11％と報告されている[5]．頭頸部領域では，リンパ節，耳下腺，甲状腺，鼻腔，皮膚，頭蓋骨，傍咽頭間隙などでみられる．

画像所見　転移性腎細胞癌の90％以上が淡明細胞型である[6]．淡明細胞型腎細胞癌は腫瘍内血管が豊富であり，造影CT，造影MRIで早期濃染を示し，この転移性病変も同様である．したがって，腎細胞癌の転移の多くは早期濃染を示す．多血性の頸部リンパ節転移の鑑別となる原発巣として，甲状腺乳頭癌が考えられる．

4 頸動脈瘤（carotid artery aneurysm）（図5）

頭蓋外に生じる頸動脈瘤は，頭蓋内と比較して稀である．真性瘤と仮性瘤に分類される．真性瘤は頸動脈分岐部やその近傍に好発する．紡錘状が多い．動脈硬化が最大の原因であり，Ehlers-Danlos症候群，線維筋性異形成，大動脈炎症候群，感染，放射線治療歴なども原因になりうる．主症状は，頸部に拍動性腫瘤を触知することである．仮性瘤は，動脈壁の連続性が途切れることで生じる．拍動し拡張する腫瘤を触知し，腫脹や疼痛を伴う．外傷

A T2強調像

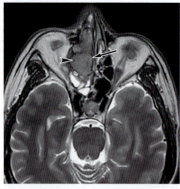

図4 70歳台，男性　腎癌の鼻腔転移
主訴：右鼻出血．既往歴：淡明細胞型腎細胞癌に対して左腎摘出術後．肺転移，副腎転移に対して化学療法中．
A：右鼻腔に軽度高信号を示す腫瘤（→）を認め，内部にflow voidと考えられる低信号域を伴う（▶）．
B〜D：腫瘍は早期から強く造影される（→）．
（国立がん研究センター東病院放射線診断科　檜山貴志先生のご厚意による）

B〜D ダイナミックMRI，造影後脂肪抑制T1強調像

B 0秒

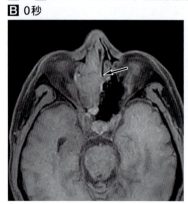

C 30秒

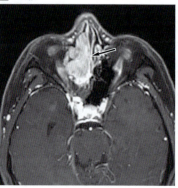

D 90秒

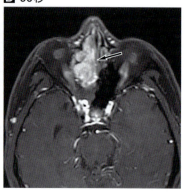

A 造影CT（動脈相）

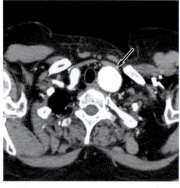

B 造影CT（門脈相）

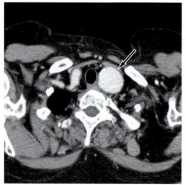

C 造影CT冠状断像（動脈相）

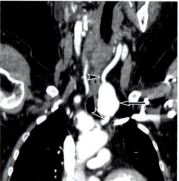

図5 50歳台，女性　左総頸動脈瘤
大動脈炎症候群に対して加療中．
A，B：左鎖骨上窩に，動脈と同程度に造影される類円形の腫瘤を認める（→）．
C：この腫瘤（→）は頭側および尾側で左総頸動脈（▶）と連続しており，紡錘状の左総頸動脈瘤であることがわかる．

が最大の原因であり，頸動脈術後にも生じうる．
画像所見　造影CT，造影MRIで動脈内と同程度に造影され，頸動脈と連続する腫瘤として認められる．瘤内に血栓があると造影欠損を呈する．MRIでは，瘤内の血栓や乱流による様々な信号を呈しうる．

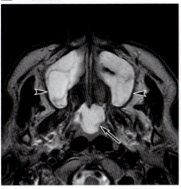 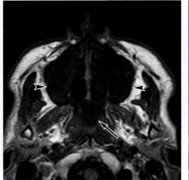 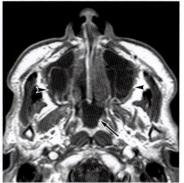

A T2強調像　**B** T1強調像　**C** 造影T1強調像

図6 40歳台，男性　後鼻孔ポリープ
膠芽腫で治療中に，経過観察目的に造影MRIを撮像．
A〜C：後鼻孔に腫瘤を認める（→）．T2強調像（A）で高信号，T1強調像（B）で低信号を示す．辺縁にのみ造影効果を認める（C）．両側上顎洞にも液貯留腔を認める（▶）．

5 乏血性病変（表参照）

　乏血性病変には，血流が豊富でない多くの腫瘍，多血性腫瘍であっても内部に壊死や囊胞変性を来し，少なくとも部分的に乏血性となる腫瘍，内部に液体などの貯留した非腫瘍性の囊胞性病変などがある．本項では，非腫瘍性の囊胞性病変として粘液が貯留した鼻副鼻腔ポリープ，ケラチンが貯留した真珠腫，コレステリン結晶や出血成分が貯留したコレステリン肉芽腫を取り上げる．

1 鼻副鼻腔ポリープ (sinonasal polyp)（図6）

　鼻副鼻腔ポリープは炎症性ポリープであり，慢性副鼻腔炎やアレルギーが関連している．粘膜固有層に液体が貯留することでポリープが形成される．上顎洞から発生して上顎洞口を介して後鼻孔に進展するものを，上顎洞後鼻孔ポリープという．上顎洞後鼻孔ポリープは片側性で単発のことが多い．

　画像所見　造影CT，造影MRIでは，辺縁のみ造影され内部は囊胞性で，乏血性病変である．CTでは低吸収腫瘤として認められ，骨破壊を伴わない．MRIでは典型的にはT1強調像で低信号，T2強調像で高信号を示す．感染などによって，様々な信号を呈することもある．
　ただし，上顎洞性後鼻孔ポリープの亜型であるangiomatous polypは，MRIで結節状や斑状の強い造影効果を示す[7]．これは，上顎洞口での圧迫により栄養血管の拡張とうっ滞が起こることで浮腫と梗塞が生じ，新生血管と線維化を伴う修復反応が生じ，血流豊富となっているためと考えられる[7]．

2 真珠腫 (cholesteatoma)（図7）

　真珠腫は，重層角化扁平上皮とその落屑物であるケラチンが貯留した囊胞性病変である．病理組織学的に類上皮腫と同様である．増大し鼓室壁や耳小骨の破壊を来す．中耳の真珠腫は先天性と後天性に分けられ，後者が98％を占める．後天性は鼓膜が中耳に陥凹することで生じ，中耳炎を伴う．発生部位から，弛緩部型と緊張部型に分類される．

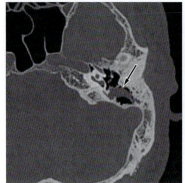
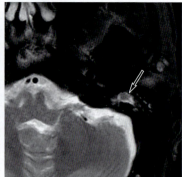
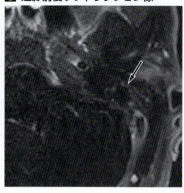
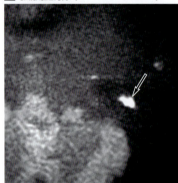
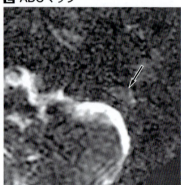

図7 50歳台，男性　左真珠腫性中耳炎（弛緩部型）

20年前からの左耳鳴．聴力検査で左の伝音性難聴．

A：左乳突洞に軟部濃度腫瘤を認める（→）．

B〜E：この腫瘤（→）はT2強調像で脳実質と同程度の信号を示し，辺縁が一部造影されるのみであり，拡散制限を示す．

鼓室形成術が施行され，左真珠腫性中耳炎の診断となった．

画像所見　真珠腫はCTで軟部組織濃度として描出され，肉芽組織や滲出液などとの区別が難しい．MRIではT1強調像で低信号，T2強調像で高信号を示す．拡散強調像で高信号を示し，診断に有用である．真珠腫の内容物は落屑したケラチンであるため，造影CTや造影MRIで辺縁を除き造影されない．

3 コレステリン肉芽腫（cholesterol granuloma）（図8）

　コレステリン肉芽腫は，コレステリン結晶とその周囲の肉芽腫で形成され，内部に新旧の出血を伴う囊胞性病変である．中耳に好発し，錐体尖部に発生する疾患の中で最も頻度が高い．中耳腔が陰圧となる，もしくは錐体尖部の骨髄が露出することで，出血が生じ，赤血球分解産物から生じたコレステリン結晶に対して，異物肉芽腫反応が生じることで発生すると考えられている．

画像所見　辺縁の肉芽腫に造影効果を認めることがあるが，内部は造影されない．T2強調像，T1強調像で高信号を示す．ただし，T2強調像ではヘモジデリンを反映した低信号域を伴うことがある．

1 vascularity

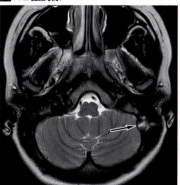 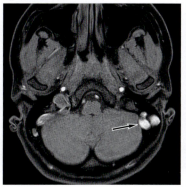 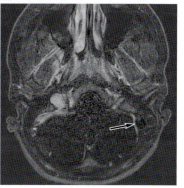

A T2強調像　　**B** 脂肪抑制T1強調像　　**C** 造影前後サブトラクション像

図8 10歳台後半，女性　コレステリン肉芽腫

物を落とすことが多いなどの原因精査で撮像されたMRIで，偶発的に左側頭骨病変を指摘．この病変の精査目的に造影MRIを撮像．

A〜C：左側頭骨乳突部に腫瘤を認める（→）．腫瘤はT2強調像（**A**）で高信号域と低信号域が混在してみられ，脂肪抑制T1強調像（**B**）では高信号を示す．また，ほとんど造影効果を認めない（**C**）．
臨床的にコレステリン肉芽腫の診断となった．症候性ではなく，経過観察となった．

■6　ダイナミック・スタディの造影パターンが特徴的な病変（表参照）

　ダイナミック検査を行うことで，病変のvascularityだけではなく，病変のcellularityや細胞外液量を推測することができ，病変の鑑別に役立つ．例えば，唾液腺腫瘍では，ダイナミック検査はWarthin腫瘍，多形腺腫，悪性の唾液腺腫瘍（ MEMO ）の鑑別に有用である[8]．本項では，Warthin腫瘍，多形腺腫を取り上げる．また，ダイナミック検査が甲状腺結節やリンパ節との鑑別に役立つ，副甲状腺腺腫についても解説する．腫瘍以外では，血管奇形のひとつである海綿状血管腫を取り上げる．病理組織学的な特徴を反映して，特徴的な造影パターンを呈する．

1 Warthin腫瘍（Warthin tumor）（図9）

　Warthin腫瘍は唾液腺に発生する良性腫瘍である．耳下腺上皮性腫瘍の2〜15％を占める．男性に多く発生する．EBウイルス感染，喫煙，放射線，慢性炎症などが原因として報告されている．病理組織学的に，密度の高いリンパ組織性間質，二層性の上皮性細胞が特徴的である．

MEMO　悪性の唾液腺腫瘍

　耳下腺では粘表皮癌が最多の悪性腫瘍であり，腺様嚢胞癌が次いで多い．顎下腺，舌下腺，小唾液腺では腺様嚢胞癌が最多の悪性腫瘍である．粘表皮癌，腺様嚢胞癌はいずれもダイナミック造影で早期濃染，軽度washoutパターンを示すことが多く，多形腺腫やWarthin腫瘍との鑑別に有用である．

1章 特徴的画像所見からみる頭頸部病変

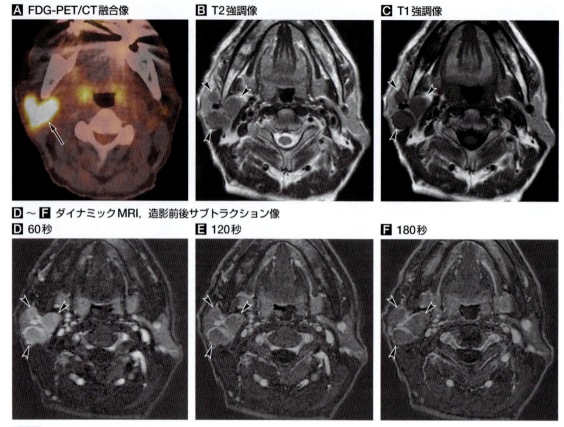

図9 60歳台, 男性 Warthin腫瘍

食道癌術前検査として施行されたFDG-PET/CTで右耳下腺にFDG集積（A；→）を認めたため, 右耳下腺の精査目的に頭頸部造影MRIを撮像.

A：右耳下腺にFDG集積を認める（→）.
B, C：右耳下腺に腫瘤を3個認める（▶）. いずれも, T2強調像（B）で筋肉より高信号, T1強調像（C）で低信号を示す.
D〜F：3個の腫瘤（▶）は早期濃染, washoutを示す.
右耳下腺の腫瘤の細胞診が施行され, Warthin腫瘍の診断となった. 経過観察となった.

画像所見 CT, MRIで境界明瞭な類円形腫瘤として認められる. T1強調像では低信号を示すが, しばしばT1強調像で高信号を示す囊胞を伴う. また, apparent diffusion coefficient（ADC）値は$0.96 \pm 0.13 \times 10^{-3}$mm^2/sと低値を示し, 特徴的である[9]. ダイナミックMRI/CTでは, 早期濃染, 著明なwashoutを示す. これは, Warthin腫瘍が病理組織学的に微小血管が豊富であり, 間質の細胞密度が高いためと考えられる[8]. この造影パターンは, 多形腺腫, 悪性の唾液腺腫瘍との鑑別に有用である[8]. また, ^{18}F-fluorodeoxyglucose（FDG）-PET/CTで強い集積を認め, 偶発的に発見されることも多い.

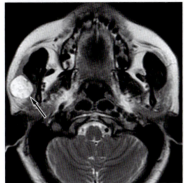
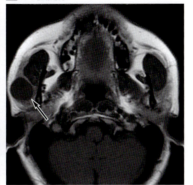

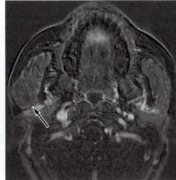
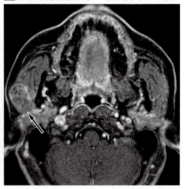

図10 40歳台，女性　多形腺腫

右耳前部の腫脹に気づき，耳鼻咽喉科を受診．

A，B：右耳下腺浅葉に円形で境界明瞭な腫瘤を認める（→）．腫瘤はT2強調像（**A**）で高信号，T1強調像（**B**）で低信号を示す．

C〜E：腫瘤（→）は漸増性のパターンを示す．遅延相（**E**）では不均一な造影効果を示す．

腫瘍摘出術が施行され，多形腺腫の診断となった．病理組織学的に，粘液腫様基質を背景に筋上皮様の腫瘍細胞が増殖していた．

2 多形腺腫（pleomorphic adenoma）（図10）

　多形腺腫は最も頻度の高い唾液腺腫瘍である．耳下腺に多く発生し，30〜40歳台に好発する．無痛性で緩徐な発育を示す．上皮性成分（腺上皮細胞，筋上皮細胞），間質系成分（粘液腫様，軟骨様）からなる多彩な組織像を示す．

画像所見　多形腺腫は，典型的に漸増性の造影パターンを示す[8]．病理組織学的に，粘液腫様基質が豊富で，上皮性分，微小血管，間質の細胞が少ないことに起因する[8]．ただし，上皮成分が多く粘液腫様基質が少ない場合には，早期濃染，軽度washoutパターンを示す[8]．また，著明な囊胞変性を伴う場合には，一貫して造影効果が乏しくなる[8]．その他の典型的な画像所見として，類円形もしくは分葉状の境界明瞭な腫瘤で被膜を伴う．CTでは耳下腺より軽度高吸収を示し，石灰化を伴うこともある．MRIでは，T2強調像で高信号，T1強調像で低信号を示し，ADCは高値を示す．

1章 特徴的画像所見からみる頭頸部病変

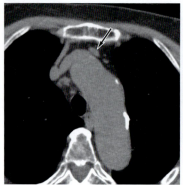
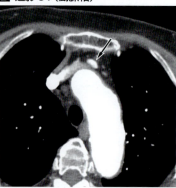
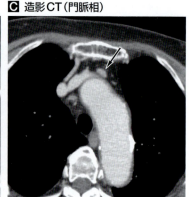
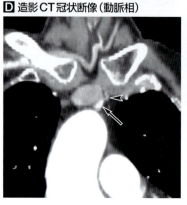
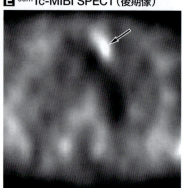

図11 80歳台，女性　上縦隔異所性副甲状腺腺腫

両側尿路結石の既往あり．Ca 10.7 mg/dL，i-PTH 92pg/mLと高値．
A：左腕頭静脈の前方に境界明瞭な低吸収腫瘤を認める（→）．
B，C：腫瘤（→）は早期濃染，wash-outを示す．
D：腫瘤（→）の上部に連続する血管（▶）を認め，"polar vessel sign"と考えられる．
E：前述の腫瘤に一致して集積を認める（→）．MIBI：methoxyisobutylisonitrile
腫瘍摘出術が施行され，副甲状腺腺腫の診断となった．

3 副甲状腺腺腫（parathyroid adenoma）（図11）

　副甲状腺腺腫は，副甲状腺ホルモンを過剰に分泌し副甲状腺機能亢進症を来す多血症の良性腫瘍である．多くが無症状で，高カルシウム結晶や腎結石による症状を呈することがある．閉経後の女性に多くみられる．

画像所見　ダイナミック検査では動脈相で強く造影され，遅延相でwashoutを示し，単純CTで甲状腺より低吸収を示すのが典型である．"polar vessel sign"が副甲状腺腺腫の2/3でみられたと報告されている[10]．"polar vessel sign"とは，CTの動脈相で副甲状腺腺腫に終末する血管（対側の血管より太い）を認める所見で，拡張した流入動脈か流出静脈を反映した所見である[10]．これらの所見は，リンパ節や甲状腺結節との鑑別に有用である．また，^{99m}Tc-MIBIシンチグラフィの早期像で集積し，後期像でも集積が残存する．

4 海綿状血管腫（cavernous hemangioma）（図12）

　真の腫瘍ではなく，血管奇形のひとつである低流速の静脈奇形である．病理組織学的に，海綿状，網目状に拡張した大小様々な血管腔が集簇し，内部に血液が充満し血栓を伴う．血管腔の間には線維性隔壁が存在する．病変は線維性の偽被膜に囲まれている．頭頸部領域では，眼窩，口腔，唾液腺など様々な部位に発生する．通常，増大速度は緩徐であるが，妊娠時に増大することがある．

1 vascularity

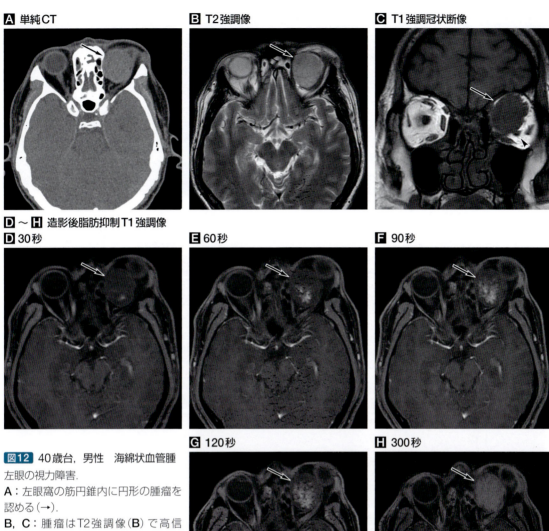

図12 40歳台，男性　海綿状血管腫
左眼の視力障害．
A：左眼窩の筋円錐内に円形の腫瘤を認める（→）．
B，C：腫瘤はT2強調像（**B**）で高信号，T1強調像（**C**）で低信号を示す（→）．腫瘤は左視神経（**C**；▶）を外側下方へ圧排している．
D〜H：腫瘤は早期（**D**）から点状に造影効果を認め，徐々に造影効果の範囲が広がっている（→）．遅延相（**H**）では全体的に造影されている．
手術が行われ，海綿状血管腫の診断となった．

画像所見　CT，MRIで，海綿状血管腫は境界明瞭で円形もしくは卵円形の腫瘤として認められる．CTでは，内部均一な腫瘤で静脈石はほとんどみられない．MRIでは，T1強調像で筋肉と等信号を示す．T2強調像で筋肉より高信号を示し，内部に隔壁構造がみえることもある．海綿状血管腫の血管流入が低速であることを反映して，ダイナミック検査では，早期相で点状の染まりを呈し，漸増性に造影効果が広がっていく[11]．鑑別疾患として，神経鞘腫，リンパ管奇形，孤立性線維性腫瘍，静脈瘤，髄膜腫が挙がる．海綿状血管腫の特徴的な造影パターンが鑑別診断に有用である．

おわりに

vascularityが特徴的な頭頸部病変について解説した．病変のvascularityや特徴的なダイナミック・スタディの造影パターンは病変の鑑別診断に有用であり，これらを理解することは重要である．

文献

1) 荒木 力：造影法 contrast enhancement．腹部CT診断120ステップ．中外医学社，p.5-8, 2002.
2) Rao AB, Koeller KK, Adair CF: From the archives of the AFIP. Paragangliomas of the head and neck: radiologic-pathologic correlation. Armed Forces Institute of Pathology. RadioGraphics **19**: 1605-1632, 1999.
3) Jeong AK, Lee HK, Kim SY, et al: Solitary fibrous tumor of the parapharyngeal space: MR imaging findings. AJNR **23**: 473-475, 2002.
4) Kim HJ, Kim H-J, Kim Y-D, et al: Solitary fibrous tumor of the orbit: CT and MR imaging findings. AJNR **29**: 857-862, 2008.
5) Lieder A, Guenzel T, Lebentrau S, et al: Diagnostic relevance of metastatic renal cell carcinoma in the head and neck: an evaluation of 22 cases in 671 patients. Int Braz J Urol **43**: 202-208, 2017.
6) Brufau BP, Cerqueda CS, Villalba LB, et al: Metastatic renal cell carcinoma: radiologic findings and assessment of response to targeted antiangiogenic therapy by using multidetector CT. RadioGraphics **33**: 1691-1716, 2013.
7) Wang YZ, Yang BT, Wang ZC, et al: MR evaluation of sinonasal angiomatous polyp. AJNR **33**: 767-772, 2012.
8) Yabuuchi H, Fukuya T, Tajima T, et al: Salivary gland tumors: diagnostic value of gadolinium-enhanced dynamic MR imaging with histopathologic correlation. Radiology **226**: 345-354, 2003.
9) Ikeda M, Motoori K, Hanazawa T, et al: Warthin tumor of the parotid gland: diagnostic value of MR imaging with histopathologic correlation. AJNR **25**: 1256-1262, 2004.
10) Bahl M, Muzaffar M, Vij G, et al: Prevalence of the polar vessel sign in parathyroid adenomas on the arterial phase of 4D CT. AJNR **35**: 578-581, 2014.
11) Ansari SA, Mafee MF: Orbital cavernous hemangioma: role of imaging. Neuroimaging Clin N Am **15**: 137-158, 2005.

1章 特徴的画像所見からみる頭頸部病変

2 石灰化・骨化

馬場　亮，山内英臣，尾尻博也

- 頭頸部領域の画像診断において，石灰化・骨化は様々な疾患や病態を反映する重要所見のひとつである．
- 石灰化・骨化の発生機序として，慢性炎症，組織変性，壊死に伴う異栄養性変化，腫瘍性変化，加齢性変化などが挙げられる．
- 頭頸部画像診断において，石灰化・骨化の存在，分布，形態などの評価は，有用な補足的情報を提供する．

　頭頸部領域には解剖学的要素が多く，多様な疾患・病態を生じる．画像による質的診断は，頭頸部疾患の適切な治療選択に有用な情報を提供する．石灰化・骨化は，頭頸部画像診断における特徴的な所見のひとつに挙げられる．石灰化は，組織内にカルシウム塩が沈着する状態，骨化は骨組織が形成される過程である．骨基質の産生や石灰化を伴う．異所性骨化は，本来は骨組織が存在しない部位に起こる．両者は関連・重複することもあり，病的または生理的に生じる．石灰化・骨化は，存在，分布，形態などを画像上評価することで，様々な疾患や病態の診断に有用な情報をもたらす．本項では，石灰化・骨化を伴う代表的頭頸部疾患に関して，石灰化・骨化の発生機序，画像所見を含めて概説する．

1 石灰化・骨化を示す疾患・病態・変化

　石灰化・骨化を呈しうる疾患・病態・変化としては，（陳旧性）結核性リンパ節炎，甲状腺癌のリンパ節転移，甲状腺濾胞腺腫，頭頸部癌の頸部リンパ節転移に対する放射線治療後の石灰化リンパ節，アミロイドーシスに伴う石灰化リンパ節，サルコイドーシスに伴う石灰化リンパ節，骨肉腫，軟骨肉腫，頭蓋外髄膜腫，骨軟骨腫，軟骨腫，血管奇形，副鼻腔真菌症，石灰沈着性頸長筋炎，慢性大唾液腺炎，骨腫，骨化性迷路炎，鼓室硬化症，喉頭軟骨の生理的硬化，舌骨の石灰化，石灰化筋炎，陳旧性血腫，茎状突起過長症，頸動脈石灰化，線維性骨異形成症，滑膜性骨軟骨腫症，唾石症，扁桃結石，耳介軟骨の石灰化などが挙げられる．

2 石灰化・骨化の発生機序

　代表的な石灰化のひとつである異栄養性石灰化（dystrophic calcification）は，正常な血清カルシウム濃度下や代謝異常がない状態で，損傷を受けた組織や壊死組織に異所性のカルシウム沈着が生じ，石灰化や骨化として顕在化することを示す．腫瘍による石灰化は，

表 石灰化を示すリンパ節病変
・(陳旧性)結核性リンパ節炎
・甲状腺癌のリンパ節転移
・化学放射線治療後の頭頸部癌の頸部リンパ節転移
・アミロイドーシス
・サルコイドーシス

単純CT

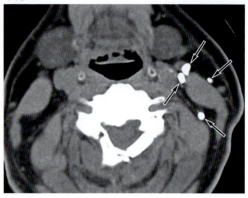

図1 60歳台,男性 陳旧性結核性リンパ節炎
左上内深頸領域に,ほぼ全体に石灰化濃度を示すリンパ節を認める(→).

粘液成分,出血,炎症,変性・壊死に伴う変化,腫瘍の代謝産物による.喉頭軟骨の石灰化・骨化は,加齢に伴う軟骨組織の代謝や基質構造の変化などによって,カルシウム沈着・骨化を引き起こす.
以下に,石灰化・骨化を画像所見で呈しうる代表的疾患・病態・変化を提示する.

3 石灰化・骨化を示す疾患

1 石灰化を示すリンパ節病変を呈する疾患(表)

A. (陳旧性)結核性リンパ節炎 [(old) tuberculous lymphadenitis]

頭頸部結核ではリンパ節炎が最も多く,比較的若年者,女性に多い[1].両側性または片側性で,副神経,内深頸,鎖骨上リンパ節の頻度が高い[1].無痛性で熱感や発赤に乏しく,緩徐な増大傾向を示す.石灰化は,長期にわたる肉芽腫性慢性炎症に伴う異栄養性石灰化としての機序が考慮される[2].

画像所見 CTでは急性期,亜急性期,慢性期により所見が異なるが,慢性期または治療後にリンパ節の石灰化を示すことが知られており,最終的にはリンパ節実質はほぼ石灰化に置換される(図1)[3].結核による縦隔リンパ節石灰化は高頻度にみられるが,頸部では比較的稀である[3].

B. 甲状腺癌のリンパ節転移(neck lymph node metastasis from thyroid cancer)

甲状腺癌の中で最も多い乳頭癌は,高頻度に頸部リンパ節転移を示す.比較的若年者,女性に多く,無痛性頸部腫瘤として認められる.喉頭前,気管前,気管傍,甲状腺周囲,下内深頸領域に多く,顎下やオトガイ下には少ないが,頭頸部扁平上皮癌と比較すると,系統的転移様式・分布に従わない傾向があり注意を要する.石灰化の機序は明らかではないが,腫瘍細胞内の石灰化(砂粒体)や腫瘍壊死に伴う異栄養性石灰化などが考慮される[4].

画像所見 CTでは石灰化,囊胞・壊死性変化,出血と多彩な所見を示すが[5],特に,内部石灰化と囊胞性変化は特徴的である(図2,3)[6].

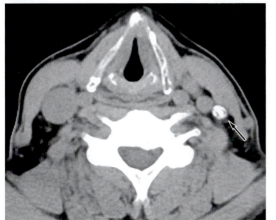

単純CT

図2 50歳台，男性　甲状腺癌の頸部リンパ節転移
左中内深頸リンパ節に一致した石灰化を認める（→）．

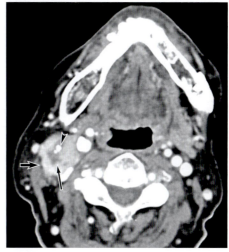

造影CT

図3 70歳台，女性　甲状腺癌の頸部リンパ節転移
右上内深頸リンパ節の腫大を認め，石灰化（▶），囊状造影不良域（→），比較的著明な造影効果（➡）を認める．

C. 頭頸部癌の頸部リンパ節転移の化学放射線治療後の石灰化（calcification of neck lymph node metastasis of head and neck squamous cell cancer after chemoradiotherapy）

　化学放射線治療後では，頭頸部扁平上皮癌頸部リンパ節転移の31.6％に石灰化を示すという報告がある[7]．石灰化機序は明らかではないが，腫瘍壊死に伴う異栄養性石灰化が考慮される．化学放射線治療終了4週間後の造影CT所見において，頸部リンパ節病変が1.5cm以下，有意なfocal defectがない場合を基準とした際，radiological CR（complete response）に関して94％と高い陰性的中率を示すとされ，同論文では頸部リンパ節の石灰化はradiological CRの除外基準として扱われている[8]．しかし近年，頭頸部扁平上皮癌183例の研究では，化学放射線治療終了4か月後のCTにおいて，頸部リンパ節の石灰化は頸部再発に対する予後良好因子，focal defectや節外進展は予後不良因子であったと報告されている（図4）[7]．頭頸部癌の頸部リンパ節転移の放射線治療後石灰化に関する臨床的意義に関して，今後のさらなる研究が望まれる．

D. アミロイドーシスに伴うリンパ節石灰化
　　（lymph node calcification associated with amyloidosis）

　全身の様々な臓器や組織に，βシートを豊富に含む蛋白質線維状凝集体が細胞外に沈着することによって引き起こされる稀な疾患である．石灰化の機序は明らかになっていないが，アミロイド沈着物とカルシウム塩との相互作用や，慢性炎症に伴う異栄養性石灰化などが考慮される[9)10]．頭頸部病変では喉頭が最も多い[11]．頸部リンパ節病変は13.8％と比較的稀で，ほとんどは全身性病変の部分症として認められる．

画像所見　CTにおいては，リンパ節病変の75％に点状またはびまん性石灰化を認める（図5）[11]．

E. サルコイドーシスに伴うリンパ節石灰化
　　（lymph node calcification associated with sarcoidosis）

　原因不明の多臓器肉芽腫性疾患であり，頭頸部領域では涙腺を含む眼窩組織，頸部リンパ節，大唾液腺，上気道・喉頭，副鼻腔などを侵す[12)13]．発熱や全身倦怠感，体重減少，結節性紅斑などの症状を呈し，診断は非壊死性類上皮細胞性肉芽腫の病理組織学的確認による．

1章 特徴的画像所見からみる頭頸部病変

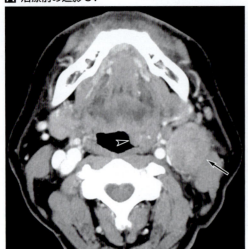
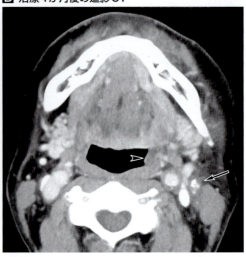

図4 50歳台，男性　HPV陽性中咽頭癌の頭頸部癌頸部リンパ節転移，化学放射線治療後の石灰化

A：中咽頭左側壁・左口蓋扁桃に腫瘤性病変（▶）を認め，中咽頭癌を示唆する．左レベルⅡリンパ節の腫大（→）を認め，リンパ節転移を示唆する．

B：化学放射線治療4か月後，中咽頭左側壁・左口蓋扁桃の腫瘤は縮小（▶），左レベルⅡリンパ節病変は著明に縮小，不整形の石灰化の出現（→）を認める．

その後，化学放射線治療2年後の経過観察において，再発・転移を認めていない（非提示）．

HPV：ヒトパピローマウイルス

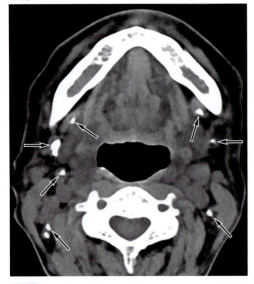

図5 60歳台，男性　アミロイドーシスに伴う頸部石灰化リンパ節病変
両側顎下，上内深頸リンパ節に一致した石灰化を散見する（→）．

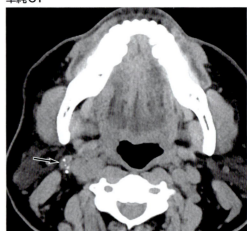

図6 50歳台，男性　サルコイドーシスに伴う頸部石灰化リンパ節病変
右上内深頸リンパ節に一致した微細な石灰化を認める（→）．

画像所見　頸部リンパ節病変は，CTにおいて多発性に境界明瞭，辺縁平滑，内部は均一にみられるリンパ節腫大として認められ，石灰化を伴う場合もごく稀にはあるが（図6），非典型的であり胸部領域ほどは一般的でない[12]．

2 骨肉腫 (osteosarcoma)

　骨の原発性悪性腫瘍の中では一般的であるが，比較的稀な悪性腫瘍であり，頭頸部の骨肉腫はさらに稀である．類骨または未熟な骨の形成を特徴とする．頭頸部では上・下顎に多く，稀に頭蓋底，鼻腔・副鼻腔にも認められる[14) 15)]．骨肉腫に伴う石灰化・骨化は，骨様基質産生の機序によるとされる[16)]．

画像所見　CTでは溶骨性変化と硬化性変化の混在を示し，骨破壊性を伴う腫瘤性病変として認められる．基質の石灰化は86.5%，骨肉腫に特徴的とされるsunburst様骨膜反応は87.5%に認められ，骨膜反応内に腫瘍細胞が存在し，骨様基質の産生が起因する（図7）[15) 17)]．

3 軟骨肉腫 (chondrosarcoma)

　軟骨組織から発生する悪性腫瘍で，頭頸部腫瘍の0.1%と稀な腫瘍である[18)]．頭頸部の好発部位は頭蓋底，副鼻腔，顎骨，喉頭などで，30～40歳台に多い[18)]．軟骨肉腫の石灰化は腫瘍性軟骨基質の石灰化・骨化による[19)]．

画像所見　CTでは不均一な軟部濃度腫瘤としてみられ，内部に特徴的な点状，弧状，輪状（いわゆる「リング状・弧状」または「ポップコーン状」）の石灰化（軟骨内骨化）を伴うことが多い（図8-A）[20)]．腫瘤辺縁は比較的明瞭で，周囲組織との境界は保たれていることも多い．ただし，頭蓋底や顔面骨病変の場合はしばしば骨破壊を伴う．MRIのT2強調像で，(軟骨基質を反映した) 著明な高信号所見が特徴的である（図8-B）[20)]．

4 血管奇形 (vascular malformation)

　胎生期の血管形成異常によって生じる先天性病変で，頭頸部領域は好発部位のひとつである．顔面，口腔，咽喉頭，深頸部間隙など様々な局在を示す．血管奇形，特に静脈性血管奇形においては，静脈石が特徴的である[21)]．静脈石は，血流の停滞によって生じる血栓が器質化することで形成される[22)]．

画像所見　CTにおいて軟部濃度腫瘤の内部に複数の小円形石灰化（静脈石）を認める場合は，高い確診度のもとに診断が可能である（図9）．

5 副鼻腔真菌症 (fungal rhinosinusitis)

　副鼻腔内に真菌が増殖することで引き起こされる感染症であり，主な原因菌としては，ア

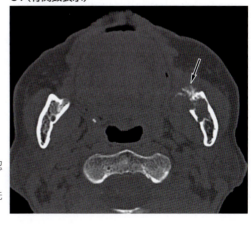

CT（骨関数表示）

図7　80歳台，女性　下顎骨骨肉腫
左下顎骨体部後方を中心とした腫瘤性病変を認め，sunburst様の骨膜反応（→）を伴う．
（東京歯科大学市川総合病院放射線科　佐野彰乙先生，池田耕士先生のご厚意による）

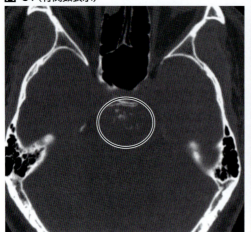
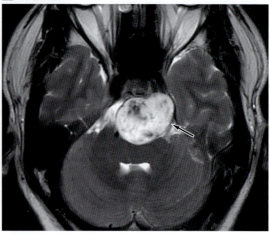

図8 20歳台，男性　頭蓋底軟骨肉腫
A：斜台/鞍背から橋前槽に突出する腫瘤状構造を認め，内部には弧状石灰化（○印）を伴う．
B：病変内部の大部分は著明な高信号を示す（→）．
（国立がん研究センター東病院放射線診断科　檜山貴志先生のご厚意による）

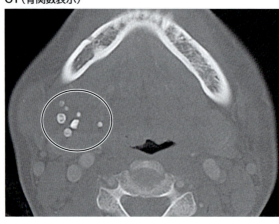

図9 30歳台，男性　顎下間隙の血管奇形
右顎下間隙に腫瘤性病変を認め，内部には小円形石灰化（○印）を散見し，静脈石を示唆する．

スペルギルス属が多い．副鼻腔真菌症（菌球）における石灰化・高吸収所見は，菌糸自体，代謝に伴う沈着物（リン酸カルシウムと硫酸カルシウム），壊死組織，増殖・代謝に伴う亜鉛とカルシウムなどを反映している可能性がある[23]．

画像所見　CTでは，片側性副鼻腔の軟部濃度による置換（片側性副鼻腔炎）を呈し，内部に結節状（図10-A）ないし微小な石灰化濃度を伴う．MRIのT2強調像で，低信号結節（図10-B）として検出されるのが特徴的である．

6 石灰沈着性頸長筋腱炎（calcific tendinitis of the longus colli muscle）

頸長筋腱付着部の上外側腱に生じる比較的稀な非感染性炎症性疾患である．急性頸部痛・後頭部痛を主訴とし，発熱や嚥下障害などを伴うことがある．石灰化の機序としては頸長筋の反復性外傷や虚血，壊死，変性などに伴うハイドロキシアパタイト結晶の沈着によるとされ[24]，その石灰化成分が吸収される過程で炎症が生じると考えられている．

2 石灰化・骨化

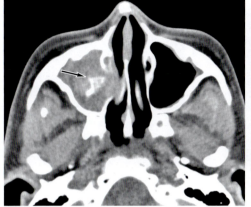
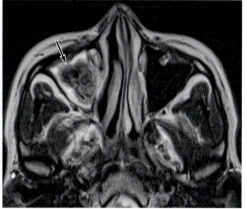

図10 菌球形成・真菌性副鼻腔炎（A：90歳台，女性，B：40歳台，女性）
A：右上顎洞は炎症性軟部濃度に占拠され，片側性上顎洞炎を示す．上顎洞内部には石灰化結節を伴う（→）．
B：右上顎洞は炎症性粘膜肥厚とともに，内部に低信号結節を示す（→）．

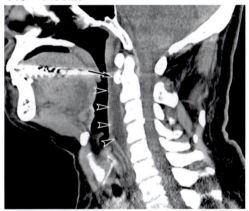
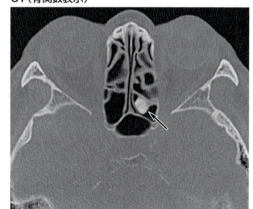

図11 60歳台，男性　石灰沈着性頸長筋腱炎
第1〜2頸椎椎体前面の頸長筋腱付着部に石灰化を認め（→），咽頭後間隙に咽頭後間隙浮腫（retropharyngeal edema）を示唆する低吸収域を伴う（▶）．

図12 60歳台，女性　副鼻腔骨腫
左後篩骨蜂巣に石灰化結節を認める（→）．

画像所見　CTでは，第1〜2頸椎椎体前面の頸長筋腱付着部にみられる（片側性または両側性）ハイドロキシアパタイトを示唆する不明瞭な石灰化濃度，咽頭後間隙の軟部組織腫脹などが特徴的所見（図11）として知られる．

7 骨腫（osteoma）

　成熟した骨組織から構成される良性腫瘍で，頭頸部領域では副鼻腔（特に前頭洞や篩骨洞）に好発する．下顎骨や上顎骨にも発生する．通常は緩徐に増大し，無症状であることが多い．副鼻腔骨腫の発生機序は完全には解明されていないが，**慢性炎症や発生学的素因，遺伝因子，副鼻腔の含気の程度などによる影響が考慮されている**[25]．

画像所見　CTでは，骨濃度を示す結節状構造として認められる（図12）．時に，副鼻腔の

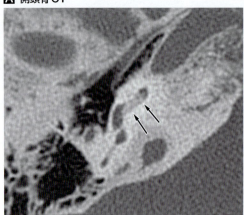 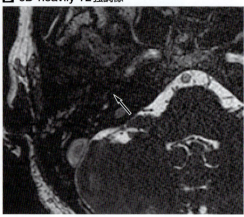

図13 50歳台，女性　骨化性迷路炎
A：右蝸牛基底回転に一致した石灰化濃度が認められる（→）．
B：右蝸牛基底回転の高信号域は消失している（→）．骨化性迷路炎が示唆される．

拡大や隣接する眼窩，頭蓋内への進展，二次性の副鼻腔炎を来すこともある．

8 骨化性迷路炎(labyrinthitis ossificans)

内耳の急性炎症，線維芽細胞増殖を経て，線維化・骨化を来す[26]．骨迷路の異常な線維化に続いて骨化を生じ，進行性の感音難聴を示す．（血行性や経鼓室性の）感染や髄膜炎，外傷，手術などが原因となる[27]．骨化の機序としては，局所炎症や迷路内の流体力学異常による影響が考慮されている[27]．

画像所見 CT上，（正常では低吸収値を示す）内耳が石灰化濃度によって置換される（図13-A）．MRIの3D-heavily T2強調像で，内耳の信号低下・信号欠損（図13-B）として認められるが，線維化か骨化かの区別はできない．

9 鼓室硬化症(tympanosclerosis)

慢性中耳炎に伴い二次的に発生する中耳腔の石灰化，瘢痕組織の増生を特徴とし，伝音難聴の原因となりうる．鼓室内の硝子化したコラーゲンの沈着，異栄養性石灰化や骨化を反映し，不可逆的な慢性炎症性変化の結果と考えられる[28]．

画像所見 CTでは，中耳腔の骨化または石灰化による卵形，線状，網状を示す高吸収領域としてみられ，しばしば軟部濃度を伴う（図14）[28]．鼓膜の石灰化がみられることもある．

10 披裂軟骨の生理的硬化

披裂軟骨の生理的硬化は，加齢とともに頻度，程度が進行する．通常，無症状であり，健常例の16％でみられ，特に60〜70歳台の女性の左側に多い（図15）[29]．健常者では病的意義はないが，喉頭癌の軟骨浸潤（時に硬化を示す）の評価では注意すべきである．披裂軟骨体部に最も多く認められる．石灰化・骨化の機序としては，軟骨基質の退行性変化・変性にカルシウム塩が沈着することが考慮される[29]．

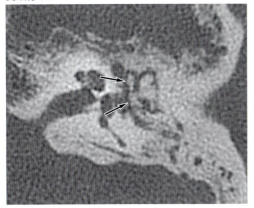

側頭骨CT

図14 80歳台，女性　鼓室硬化症
左慢性中耳炎の既往あり．
左上鼓室，耳小骨内側に不整な石灰化を認め（→），
鼓室硬化症を示唆する．

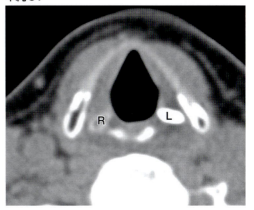

単純CT

図15 60歳台，女性　披裂軟骨の生理的硬化
左披裂軟骨（L）は，右側（R）と比して硬化を示す．

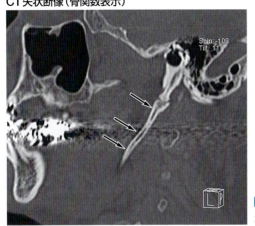

CT矢状断像（骨関数表示）

図16 50歳台，女性　茎状突起過長症/Eagle症候群
右茎状突起の過長・茎突舌骨靱帯の石灰化を認める（→）．

11 茎状突起過長症（Eagle症候群）
[elongated styloid process (Eagle syndrome)]

　茎状突起が病的に，延長（3ないし4cm以上），または茎突舌骨靱帯に沿った石灰化が認められる有症状例を称する（図16）[30)〜32)]．発生学的に，第2鰓弓のReichert軟骨に由来する．中年以降に多く，やや男性に多い[31)]．嚥下時痛，頸部痛，顔面痛，耳痛，顎関節痛などの症状を示す[30) 31)]．石灰化の機序としては，加齢や外傷による茎突舌骨靱帯の石灰化・骨化，または胎生期の第2鰓弓軟骨の遺残が石灰化・骨化することなどが考えられている[32)]．

12 滑膜性骨軟骨腫症（synovial osteochondromatosis）

　関節の滑膜に多発性の軟骨結節が形成される疾患である．顎関節における好発年齢は40〜60歳台の女性に多く，疼痛，腫脹，可動制限，開口時の捻髪音を示す[33)]．外傷，変性，炎症・感染などの要因が考慮されている[33)]．滑膜の化生や細胞増殖の後，滑膜表面に軟骨結節を形成，軟骨結節や骨軟骨結節が，滑膜から遊離，（壊死による異栄養性の）石灰化・骨化を来し，関節内遊離体となる[33)]．

CT（骨関数表示）

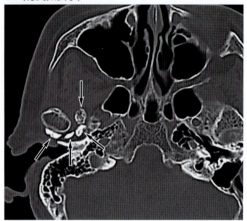

図17 90歳台，女性　顎関節の滑膜性骨軟骨腫症
右顎関節に結節状石灰化を複数認める（→）．
（東京歯科大学市川総合病院放射線科　佐野彰乙先生，池田耕士先生のご厚意による）

造影CT

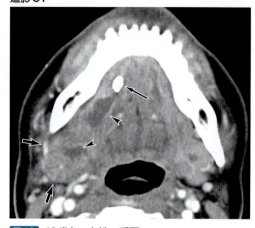

図18 40歳台，女性　唾石
右顎下腺管前方に石灰化濃度を示す結節（→）を認め，唾石を示す．右顎下腺管の拡張（▶）を伴う．右顎下腺は腫大し（➡），二次性の顎下腺炎を示唆する．

単純CT

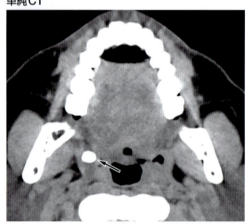

図19 30歳台，男性　扁桃結石
右口蓋扁桃に石灰化濃度を示す結節を認める（→）．

画像所見　CTでは，顎関節の拡大，軟部組織腫脹，関節面の不整，関節内の石灰化を示す遊離体が認められる（図17）．特に，顎関節窩・関節隆起の不整，リング状・弧状，ポップコーン状の石灰化が特徴的である[34]．

13 唾石（salivary stone）

唾液腺またはその導管内に形成される結石（唾石）で，大唾液腺，特に顎下腺，耳下腺に発生する．好発年齢は30〜60歳台，男性にやや多く，唾液腺の腫脹や疼痛，導管開口部からの膿性分泌物などの症状を示す[35]．形成機序としては，細菌感染による炎症反応を起点として中心核の形成，唾液成分の堆積，周囲の石灰化という段階を経る[36]．
画像所見　CTでは唾液腺管ないし腺体内の石灰化結節として認められ，二次性に唾液腺管の拡張，唾液腺炎などの所見を認める（図18）．

14 扁桃結石（tonsillolith）（図19）

扁桃の陰窩内に形成される石灰化物質であり，CT上，約40％と高頻度に検出される[37]．

多くは無症状であるが，時に咽頭違和感，咽頭痛，口臭の原因となる[37]．好発年齢は40歳以上で，男性にやや多い[37]．有機物や細菌を基盤とした慢性扁桃炎，細菌のバイオフィルム形成などに伴う異栄養性石灰化によって生じる[38]．

画像所見 CTでは，両側あるいは片側口蓋扁桃や舌扁桃に，結節状または不整形の石灰化濃度として認められる（図19）[37]．

おわりに

頭頸部領域における石灰化・骨化を示す代表的疾患・病態について，その発生機序，画像所見，臨床的事項を解説した．これらの疾患・病態において，より適切かつ重要な画像情報の提供のために，頭頸部画像診断における石灰化・骨化所見に対する理解が求められる．

TIPS

石灰化・骨化の評価における画像診断モダリティの特性

頭頸部領域では，様々な画像診断モダリティが診断における役割を担う．CTは高い検査効率，時間・空間分解能を示し，比較的微細な石灰化も描出可能，3D再構成により立体的な評価も可能となる．MRIは優れた組織コントラスト分解能を示し，CTと比して歯の金属修復物などによるアーチファクトに伴う画質劣化が軽いという利点を示すが，（T2強調像やT1強調像などで低信号を示す）石灰化の直接的な描出能は，CTより明らかに劣る．

超音波検査は，甲状腺乳頭癌・頸部リンパ節転移評価においてCTより微細な石灰化の評価が可能であるが，検査の術者依存性が高い，所見再現性に乏しい，深部組織の評価が困難などといった欠点を要する．単純X線写真は簡便で広く普及しているが，空間分解能は既述のいずれのモダリティより劣り，重なりのある構造での石灰化の評価は困難である．

石灰化・骨化の評価においてはCTが最も優れたモダリティであるが，各モダリティの特性を理解し，複数のモダリティを組み合わせることで，より包括的な質的診断・評価が可能となる．

文献

1) Qian X, Albers AE, Nguyen DTM, et al: Head and neck tuberculosis: literature review and meta-analysis. Tuberculosis **116**: S78-S88, 2019.
2) Garg AK, Chaudhary A, Tewari RK, et al: Coincidental diagnosis of tuberculous lymphadenitis: a case report. Aust Dent J **59**: 258-263, 2014.
3) Ludwig BJ, Wang J, Nadgir RN, et al: Imaging of cervical lymphadenopathy in children and young adults. AJR **199**: 1105-1113, 2012.
4) Oh EM, Chung YS, Song WJ, et al: The pattern and significance of the calcifications of papillary thyroid microcarcinoma presented in preoperative neck ultrasonography. Ann Surg Treat Res **86**: 115-121, 2014.
5) Som PM, Brandwein M, Lidov M, et al: The varied presentations of papillary thyroid carcinoma cervical nodal disease: CT and MR findings. AJNR **15**: 1123-1128, 1994.
6) Onoue K, Fujima N, Andreu-Arasa VC, et al: Cystic cervical lymph nodes of papillary thyroid carcinoma, tuberculosis and human papillomavirus positive oropharyngeal squamous cell carcinoma: utility of deep learning in their differentiation on CT. Am J Otolaryngol **42**: 103026, 2021.
7) Nevens D, Vantomme O, Laenen A, et al: CT-based follow-up following radiotherapy or radiochemotherapy for locally advanced head and neck cancer; outcome and development of a prognostic model for regional control. Br J Radiol **89**: 20160492, 2016.
8) Liauw SL, Mancuso AA, Amdur RJ, et al: Postradiotherapy neck dissection for lymph node-positive head and neck cancer: the use of computed tomography to manage the neck. J Clin Oncol **24**: 1421-1427, 2006.
9) Aimo A, Camerini L, Fabiani I, et al: Valvular heart disease in patients with cardiac amyloidosis. Heart Fail Rev **29**: 65-77, 2024.
10) Azevedo EP, Foguel D: Chapter 3. The role of inflammation in amyloid diseases. *In* Kurouski D

(ed) ; Amyloid diseases. Rijeka: IntechOpen, 2018. available at: https://doi.org/10.5772/intechopen.81888.

11) Takumi K, Staziaki P V, Hito R, et al: Amyloidosis in the head and neck: CT findings with clinicopathological correlation. Eur J Radiol **128**: 109034, 2020.

12) Chapman MN, Fujita A, Sung EK, et al: Sarcoidosis in the head and neck: an illustrative review of clinical presentations and imaging findings. AJR **208**: 66-75, 2017.

13) Baba A, Kurokawa R, Fukuda T, et al: Comprehensive radiological features of laryngeal sarcoidosis: cases series and systematic review. Neuroradiology **64**: 1239-1248, 2022.

14) Krishnamurthy A, Palaniappan R: Osteosarcomas of the head and neck region: a case series with a review of literature. J Maxillofac Oral Surg **17**: 38-43, 2018.

15) Luo Z, Chen W, Shen X, et al: Head and neck osteosarcoma: CT and MR imaging features. Dentomaxillofaci Radiol **49**: 20190202, 2020.

16) Klein MJ, Siegal GP: Osteosarcoma: anatomic and histologic variants. Am J Clin Pathol **125**: 555-581, 2006.

17) Allen H, Barnthouse NC, Chan BY: Periosteal Pathologic Conditions: Imaging Findings and Pathophysiology. Radiographics **43**: e220120, 2023.

18) Mireştean CC, Simionescu CE, Iancu RI, et al: Head and neck low grade chondrosarcoma: a rare entity. Diagnostics **13**: 3026, 2023.

19) Murphey MD, Walker EA, Wilson AJ, et al: From the archives of the AFIP: imaging of primary chondrosarcoma: radiologic-pathologic correlation. RadioGraphics **23**: 1245-1278, 2003.

20) Baba A, Kurokawa R, Kurokawa M, et al: Imaging features of laryngeal chondrosarcomas: a case series and systematic review. J Neuroimaging **32**: 213-222, 2022.

21) Ota Y, Lee E, Sella E, et al: Vascular malformations and tumors: a review of classification and imaging features for cardiothoracic radiologists. Radiol Cardiothorac Imaging **5**: e220328, 2023.

22) Hammer S, Zeman F, Fellner C, et al: Venous malformations: phleboliths correlate with the presence of arteriovenous microshunts. AJR **211**: 1390-1396, 2018.

23) Lee J-H, Lee B-D: Characteristic features of fungus ball in the maxillary sinus and the location of intralesional calcifications on computed tomographic images: a report of 2 cases. Imaging Sci Dent **50**: 377-384, 2020.

24) Raggio BS, Ficenec SC, Pou J, et al: Acute calcific tendonitis of the longus colli. Ochsner J **18**: 98-100, 2018.

25) Aksakal C, Beyhan M, Gökçe E: Evaluation of the association between paranasal sinus osteomas and anatomic variations using computed tomography. Turk Arch Otorhinolaryngol **59**: 54-64, 2021.

26) Taxak P, Ram C: Labyrinthitis and labyrinthitis ossificans-a case report and review of the literature. J Radiol Case Rep **14**: 1-6, 2020.

27) Buch K, Baylosis B, Fujita A, et al: Etiology-specific mineralization patterns in patients with labyrinthitis ossificans. AJNR **40**: 551-557, 2019.

28) Larem A, Abu Rajab Altamimi Z, Aljariri AA, et al: Reliability of high-resolution CT scan in diagnosis of ossicular tympanosclerosis. Laryngoscope Investig Otolaryngol **6**: 540-548, 2021.

29) Schmalfuss IM, Mancuso AA, Tart RP: Arytenoid cartilage sclerosis: normal variations and clinical significance. AJNR **19**: 719-722, 1998.

30) Baba A, Okuyama Y, Ojiri H, et al: Eagle syndrome. Clin Case Reports **5**: 201-202, 2017.

31) Pagano S, Ricciuti V, Mancini F, et al: Eagle syndrome: an updated review. Surg Neurol Int **14**: 389, 2023.

32) Badhey A, Jategaonkar A, Anglin Kovacs AJ, et al: Eagle syndrome: a comprehensive review. Clin Neurol Neurosurg **159**: 34-38, 2017.

33) Lim SW, Jeon SJ, Choi SS, et al: Synovial chondromatosis in the temporomandibular joint: a case with typical imaging features and pathological findings. Br J Radiol **84**: e213-e216, 2011.

34) Jang BG, Huh KH, Kang JH, et al: Imaging features of synovial chondromatosis of the temporomandibular joint: a report of 34 cases. Clin Radiol **76**: 627.e1-627.e11, 2021.

35) Lustmann J, Regev E, Melamed Y: Sialolithiasis: a survey on 245 patients and a review of the literature. Int J Oral Maxillofac Surg **19**: 135-138, 1990.

36) Sodnom-Ish B, Eo MY, Cho YJ, et al: Identification of biological components for sialolith formation organized in circular multi-layers. Sci Rep **13**: 12277, 2023.

37) Takahashi A, Sugawara C, Kudoh T, et al: Prevalence and imaging characteristics of palatine tonsilloliths detected by CT in 2,873 consecutive patients. Sci World J **2014**: 940960, 2014.

38) Stoodley P, DeBeer D, Longwell M, et al: Tonsillolith: not just a stone but a living biofilm. Otolaryngol Head Neck Surg **141**: 316-321, 2009.

3 囊胞性病変

勇内山大介，石田尚利，齋藤和博

Key Point
- 頭頸部は囊胞性病変が多く発生する領域である．
- 種類が多いが，発生原因と発生部位に注目すると理解しやすい．

はじめに

頭頸部の囊胞性病変には純粋な囊胞性病変の他，壊死や囊胞変性を呈した病変が混在している．本項では前者についてのみ言及し，後者は他項（1章-4）に譲る．

1 頭頸部囊胞性病変の鑑別の考え方

頭頸部領域に発生する囊胞性病変の種類の多彩さは，他の部位にはみられない特徴であるが，発生母地を明確にすることで鑑別を絞ることが可能となる．レポートでは「××に境界明瞭な最大○○cm大の囊胞性病変を認める．」のように記載すると思われるが，××に当たる病変の局在をいかに詳細に述べるかが重要であり，頭頸部囊胞性病変の興味深い点でもあると考えている．筋膜に沿う進展か，沿わない進展かもヒントになる．この他，大きさ，形状，境界，隔壁の有無，囊胞の濃度，充実成分・石灰化の有無なども参考となる．

また，成因ごとにまとめることで，理解する一助となる．表に成因，部位を示し，対応する疾患を記載した．本項では，表に青字で示した疾患を概説する．

2 発生異常を成因とする頭頸部囊胞性病変

1 甲状舌管囊胞（thyroglossal duct cyst）

先天性頭頸部病変の中でも頻度が高い．甲状腺原基は舌盲孔（舌の前方2/3と後方1/3との接合部正中）から発生し，舌，口腔底の筋を貫通し，第3，4鰓囊と癒合して舌骨，喉頭の前方を下行し，最終的な甲状腺の位置に至る．この経路に甲状舌管囊胞が形成される（図1）．正中が75％であるが，正中から外れる症例（図2）も25％ほど存在するため，正中に存在しないことは本疾患の否定材料にならない[1]．内部に充実成分が存在する場合は異所性甲状腺組織や腫瘍の合併を考えるが，悪性腫瘍の合併（図3）は1％前後と稀である[2]．

2 第1鰓裂囊胞（first branchial cleft cyst）

第1鰓裂は，中耳腔・耳管・鼓膜へと分化する内胚葉性の原基である．鰓性囊胞の中で第1鰓裂由来のものは，第2鰓裂由来の囊胞に比べ稀であり，全鰓裂奇形の1～8％といわれている．第1鰓裂は他の鰓裂と異なり，外耳道・鼓膜外側上皮および耳管として遺残する．

1章 特徴的画像所見からみる頭頸部病変

表 頭頸部囊胞性病変の鑑別診断

成因	部位	疾患
発生異常	甲状舌骨間膜を貫通	甲状舌管囊胞
	耳下部	第1鰓裂囊胞
	胸鎖乳突筋辺縁〜深部，頸動脈鞘周囲	第2鰓裂囊胞
	上咽頭正中	Tornwaldt囊胞
	切歯孔	鼻口蓋管囊胞
	舌根部〜顎下部	皮様囊腫
	あらゆる部位，筋膜解剖を越えて進展	リンパ管奇形
詰まり	外側舌下間隙	がま腫
	口蓋扁桃	貯留囊胞
	副鼻腔	貯留囊胞
	喉頭蓋谷	喉頭蓋谷囊胞
手術による修飾	上顎洞	術後上顎囊胞
その他の後天的原因	咽頭	咽頭瘤
	喉頭	喉頭瘤
	傍食道領域	Zenker憩室
	顎骨	歯原性角化囊胞 含歯性囊胞

青字：本項で解説する疾患

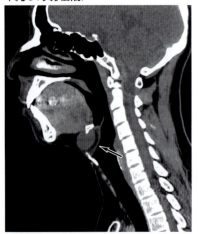

図1 30歳台，男性　甲状舌管囊胞
甲状舌骨間膜を貫通するように境界明瞭な囊胞性病変を認め，喉頭蓋前間隙の脂肪組織を圧迫している（→）．

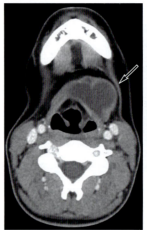
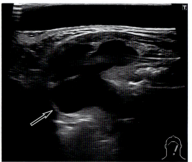

図2 20歳台，女性　正中から外れる甲状舌管囊胞
頸部腫瘤を主訴に来院．
A：舌骨甲状間膜左側に囊胞性病変が認められる（→）．
B：薄壁の囊胞性病変として描出されている（→）．
穿刺吸引細胞診にて，甲状舌管囊胞と診断された．

　Workの分類がわかりやすく，臨床的に有用である[3]．Work分類のtype Iでは，外耳道近傍〜耳介前方または下方・後方にかけた囊胞性病変として描出され，しばしば外耳道に平行に位置する．type IIは，軟骨性〜骨性外耳道境界部から耳下腺表層〜下顎角近傍にかけての囊胞性病変として描出される（図4）．

図3 20歳台，女性
甲状舌管嚢胞由来癌
オトガイ部の腫瘤を主訴に来院した．
A：舌骨直上に多房性嚢胞性病変がみられ，内部に石灰化を伴う充実成分を認める（→）．
B：病変の充実成分に一致したFDG集積を認める（→）．
病理組織学的に，立方状〜扁平な上皮細胞に裏打ちされた嚢胞性病変で，充実成分には異型上皮細胞が乳頭状に増殖していた（非提示）．異型細胞には核内封入体やコロイド様の好酸性物質が認められ，甲状舌管嚢胞由来癌として矛盾しなかった．

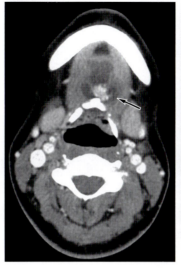
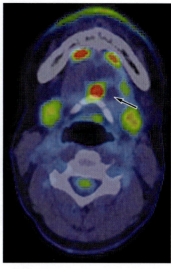

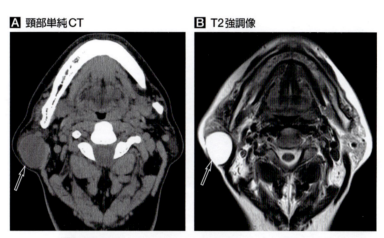

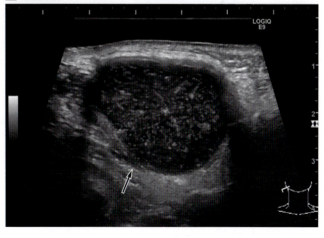

図4 70歳台，男性　第1鰓裂嚢胞（Work分類 type Ⅱ）
A：胸鎖乳突筋外側，耳下腺尾側に，比較的壁の厚い単房性嚢胞性病変を認める（→）．
B：病変は高信号を呈している（→）．
C：不均一なエコーレベルを呈する内容物を伴う嚢胞性病変である（→）．

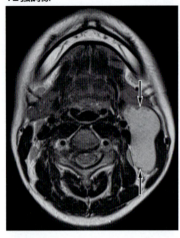

図5 10歳台後半，女性 第2鰓裂嚢胞
左胸鎖乳突筋深部に嚢胞性病変を認め，内容液は脳脊髄液よりも低信号である．腹側や背側に結節状構造が認められ（→），過去に感染を呈した第2鰓裂嚢胞が疑われる．

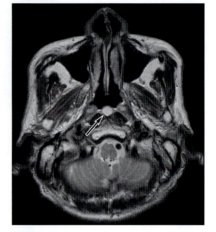

図6 70歳台，男性 Tornwaldt嚢胞
上咽頭正中の粘膜下に単房性嚢胞性病変がみられ（→），典型的なTornwaldt嚢胞である．

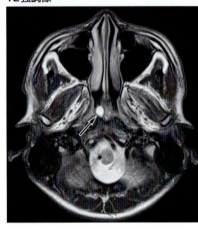

図7 10歳台前半，男性 Tornwaldt嚢胞
上咽頭正中やや右側の粘膜下に均一な嚢胞性病変を認める（→）．
正中から外れたTornwaldt嚢胞を疑うが，小唾液腺由来の咽頭貯留嚢胞も鑑別にあがる．いずれにしても，病的意義は乏しいと考えられる．

3 第2鰓裂嚢胞（second branchial cleft cyst）

鰓器官発生異常の中で最も多く，頸洞（His洞）の退縮異常を原因とする[4]．Baileyらによって，第2鰓裂嚢胞の部位は4型に分類されており[5]，中でも胸鎖乳突筋前縁に沿って頸動脈鞘の側方，顎下腺の後方に位置する病変である．

画像所見 画像上は単房性嚢胞性病変であり，壁にはわずかな造影効果を認める．感染の既往があると，壁の肥厚や造影効果の増強がみられる．内容液の性状により，T1強調像で高信号，T2強調像で低信号を呈する場合（図5）があり，**必ずしも均一な嚢胞性病変として描出されない**ことに注意が必要である．なお，癌の合併はきわめて稀とされ，充実成分や壁肥厚，造影効果がみられても，基本的には良性を考える．

4 Tornwaldt嚢胞（Tornwaldt cyst）

脊索が斜台に向かって上方に入り込む際，癒着によって牽引された上咽頭粘膜から嚢胞を生じたものである．

画像所見 上咽頭正中後方で，両側頸長筋の間の粘膜下に存在する境界明瞭な嚢胞性病変である（図6，7）．感染により，壁肥厚や造影効果の増強がみられる（図8）．

3 囊胞性病変

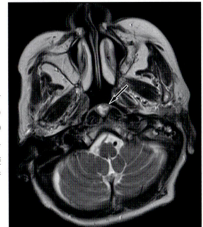
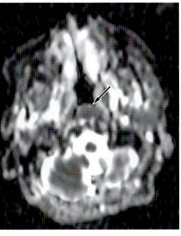

図8 70歳台，女性 Tornwaldt囊胞
A：上咽頭正中の粘膜下に不均一な壁肥厚を伴う囊胞性病変を認める（→）．内部は脳脊髄液と同等の信号である．場所からはTornwaldt囊胞と考えられるが，自験例で最も壁構造が不整形な病変である．
B：病変は低信号を呈しており，過去の感染が示唆される（→）．

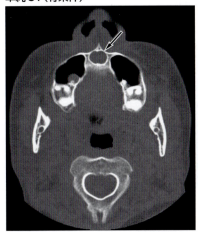
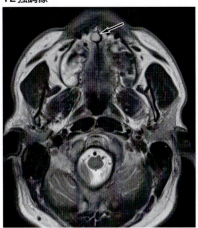

図9 30歳台，女性 鼻口蓋管囊胞
鼻口蓋管が拡大しているが，前鼻棘の構造は保たれている（→）．鼻口蓋管囊胞の存在を考える所見である．

図10 50歳台，男性 鼻口蓋管囊胞
口蓋正中前方，前鼻極の背側に，囊胞性病変がみられる（→）．充実成分は認められない．鼻口蓋管に一致した構造であり，鼻口蓋管囊胞と考えられる．

5 鼻口蓋管囊胞（nasopalatine duct cyst）

　鼻口蓋管（切歯管）の上皮遺残に由来する囊胞性病変であり，CT撮影によって偶発的に発見される場合が多い（図9）．均一な円形ではなく，鼻口蓋管の骨構造によって歪んだ形態を呈する場合，鼻口蓋管を大きく拡大する場合がある（図10）．

6 皮様囊腫（dermoid cyst）

　外胚葉組織の迷入，外傷性迷入，甲状舌管囊胞の亜型などが推察されている[6]．病理組織学的に，扁平上皮のみからなる類上皮腫，これに皮膚付属器を伴う皮様囊腫，3胚葉すべてを含むものを奇形腫と分類されているが，これらをすべて総称して皮様囊腫と呼ばれる場合が多い．

1章 特徴的画像所見からみる頭頸部病変

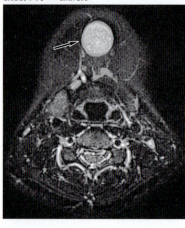

脂肪抑制T2強調像

図11 30歳台，女性　皮様嚢腫
オトガイ部浅筋膜下に境界明瞭な腫瘤性病変を認める（→）．腫瘤は高信号を主体としているが，低信号な結節を多数内包しており，sack of marble appearanceに一致する．

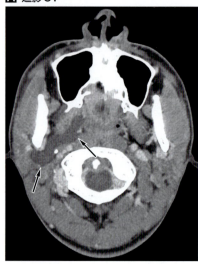

A 造影CT

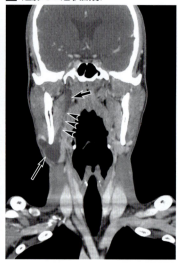

B 造影CT冠状断像

図12 20歳台，男性　リンパ管奇形
A：右外側翼突筋後方，頸動脈小腹側に，造影効果を伴わない境界明瞭な低吸収域を認める（→）．周囲に1層の脂肪織がみられ，局在は傍咽頭間隙と考えられる．濃度，形態からはリンパ管奇形を疑う．
B：右顎下腺外側に嚢胞性病変がみられ（→），顎下腺を圧排しており，顎下間隙内病変と考えられる．一方で，頭側の傍咽頭間隙病変（▶）とも連続しており（▷），筋膜解剖を越えた進展をしていることが理解できる．

画像所見 数mm～10cm程度の境界明瞭な単房性嚢胞性病変として認められ，内部に脂肪濃度やsack of marbleと表現される小結節の集簇を伴うことによって診断される（図11）．一方，これらの特徴をもたない病変もしばしば経験される．

7 リンパ管奇形（lymphatic malformation）

　The International Society for the Study of Vascular Anomalies（ISSVA）による分類を基に，わが国でも『血管腫・脈管奇形・血管奇形・リンパ管奇形・リンパ管腫症診療ガイドライン』が作成され，2022年に改訂された[7]．奇形は正常な細胞によって構成される形態異常であり，腫瘍とは明確に区別されるが，依然，リンパ管腫という単語が使用されている．本項では，リンパ管奇形として統一して表現する．リンパ管奇形はその形態から，嚢胞性，海綿状，毛細管性，そして血管のコンポーネントを伴う混合奇形に分けられる．頭頸部では嚢胞性リンパ管奇形が最多で，数mm～10cm大にまでなる．

画像所見 内部は均一な水濃度・信号を呈する（図12-A）．特定の間隙に留まらないで進展する（図12-B），筋膜の解剖に従わない進展性を示しうること（図13）が特徴である．

3 囊胞性病変

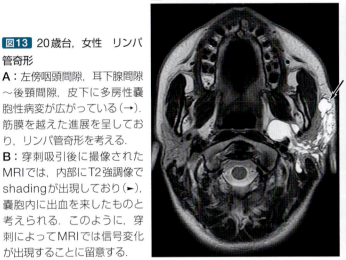
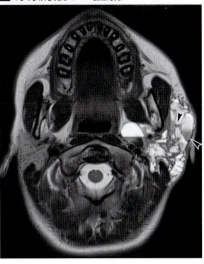

図13 20歳台，女性　リンパ管奇形
A：左傍咽頭間隙，耳下腺間隙〜後頸間隙，皮下に多房性囊胞性病変が広がっている（→）．筋膜を越えた進展を呈しており，リンパ管奇形を考える．
B：穿刺吸引後に撮像されたMRIでは，内部にT2強調像でshadingが出現しており（▶），囊胞内に出血を来したものと考えられる．このように，穿刺によってMRIでは信号変化が出現することに留意する．

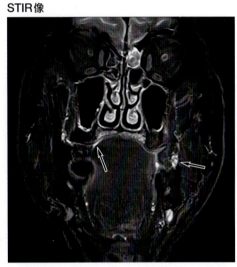

図14 30歳台，男性（健常者）　小唾液腺（→）
口蓋や頬粘膜に高信号域が散見され，小唾液腺が示唆される．

3　"詰まり"を成因とする囊胞性病変

　頭頸部領域には多数の小唾液腺が存在しており，鼻副鼻腔，咽頭，口腔，喉頭の粘膜下に広く存在している．小唾液腺は脂肪抑制T2強調像，STIR像で高信号を呈する（図14）．この小唾液腺由来の貯留囊胞が，部位によって固有の名称をもつことになる．
　画像所見　粘膜直下の単房性囊胞性病変で，単純CTでは低吸収，MRIでは液体の蛋白質濃度や粘稠度によって，T1強調像，T2強調像，拡散強調像での信号が変化する．

1章 特徴的画像所見からみる頭頸部病変

STIR冠状断像

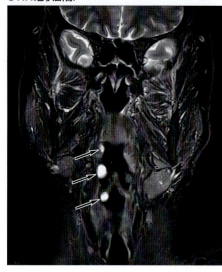

図15 80歳台，男性
咽頭嚢胞，喉頭蓋谷嚢胞，喉頭嚢胞
中咽頭右側壁，喉頭蓋谷，披裂喉頭蓋ヒダ上に嚢胞性病変を認め（→），それぞれ咽頭嚢胞，喉頭蓋谷嚢胞，喉頭嚢胞に一致する．

A T2強調像　　**B** T1強調像

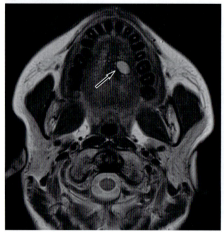 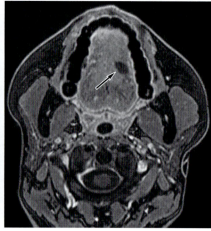

図16 40歳台，女性
貯留嚢胞
A：オトガイ舌筋左側に境界明瞭な嚢胞性病変を認める（→）．
B：小唾液腺由来の貯留嚢胞，血管腫などが鑑別と考えられるが，造影効果は不鮮明であり，貯留嚢胞を考える（→）．

1 表在部の貯留嚢胞（superficial retention cyst）（図15）

　貯留嚢胞は小唾液腺が存在しうる部位のすべてに生じうる．通常は腺管の炎症性閉塞によって唾液の流出が妨げられて形成される．画像上は粘膜直下，きわめて表在性に存在する単房性嚢胞性病変として描出される．MRIでは前述のとおりに内部の正常によって信号が変化する．造影MRIでは辺縁には造影効果がみられない．

2 深部の貯留嚢胞（deep retention cyst）（図16〜18）

　小唾液腺は通常は粘膜に存在しているが，深部組織にしばしば迷入する．局所から唾液が流出できずに貯留嚢胞を形成する．また，大唾液腺は深部組織に存在するため，こちらに形成された貯留嚢胞も粘膜直下ではないため，深部の貯留嚢胞に分類される．
　代表的な深部貯留嚢胞はがま腫である．舌下腺管あるいは舌下間隙に迷入した小唾液腺

3 囊胞性病変

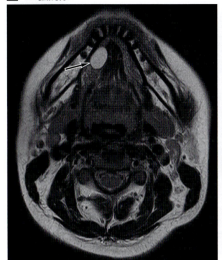
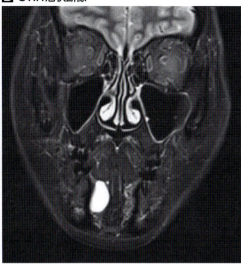

図17 30歳台，女性　単純型がま腫
A：右外側舌下間隙内に境界明瞭な囊胞性病変を認める（→）．
B：冠状断像でも囊胞性病変の内部に信号低下がみられず，脂肪成分の含有は考えづらい．単純型がま腫と考えられる．

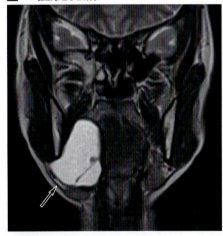
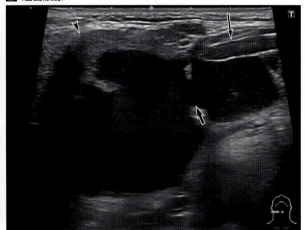

図18 20歳台，女性　顎下型がま腫
顎下部の腫脹を主訴に来院．
A：右外側舌下間隙～顎下部に進展する囊胞性病変を認める（→）．
B：顎舌骨筋（→）の深部に囊胞性病変がみられ，外側下方の顎下間隙へと進展し，顎下腺（▶）を圧迫している．（➡）が舌下間隙と顎下間隙の境界であり，スリットが大きいことより，顎舌骨筋の正常変異としての自然欠損部を介した進展と考えられる．

の閉塞によって生じる貯留囊胞である．囊胞内容は粘稠な場合が多い．舌下間隙内に限局する単純型がま腫（図17）と，舌下間隙を越えて顎下間隙に進展する侵入型がま腫に分類される．顎下型がま腫（図18）の多くは顎舌骨筋後縁を介した舌下間隙後方からの顎下間隙への進展を示すことが多いが，顎舌骨筋の自然欠損部を介して顎下間隙への進展を呈する場合もある．

1章 特徴的画像所見からみる頭頸部病変

4 手術修飾による囊胞性病変

1 術後上顎囊胞 (postoperative maxillary cyst)

　Caldwell-Luc術後の上顎洞領域に生じる貯留囊胞であり，膨隆性発育を呈することから粘液瘤に近い臨床的態度を呈する．近年，Caldwell-Luc術は内視鏡的副鼻腔手術に置き換わっており，今後は観察する機会は減ってくるものと考えられる．

画像所見 類円形の膨隆性軟部濃度域であり，水濃度よりも高いことが多い（図19，20）．

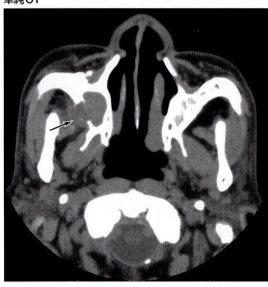

単純CT

図19 70歳台，男性　術後上顎囊胞
両側上顎洞にCaldwell-Luc術後変化を認める．右上顎骨から右buccal spaceに膨隆するように低吸収域がみられ（→），外側に菲薄化した骨と考えられる線状の高吸収域を伴っている．

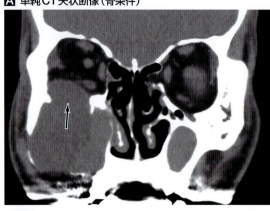

A 単純CT矢状断像（骨条件）

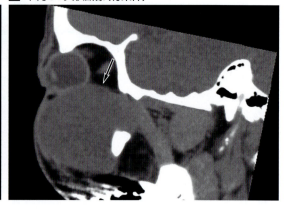

B 単純CT矢状断像（骨条件）

図20 40歳台，男性　術後上顎囊胞
A，B：右上顎洞に囊胞性病変がみられ，眼窩下壁を圧排・菲薄化しており（A，B；→），眼球突出を伴っている．本症例のように眼窩下神経管の形態が不鮮明な場合，内視鏡的な囊胞開放術を行う際に神経損傷のリスクがある[6]．

5 その他の後天的原因による囊胞性病変

1 歯原性角化囊胞 (odontogenic keratocyst) (図21)

歯原性上皮に由来し,錯角化重層扁平上皮に裏打ちされた囊胞性病変である.下顎大臼歯部から下顎枝部に好発し,10〜30歳台,男性にやや多い.増大すると皮質骨が菲薄化し,羊皮紙様感を触知する.術後再発率が高く,従来どおり良性腫瘍に準じた対応が必要である.顎骨内に多発する場合は,基底細胞母斑症候群 (nevoid basal cell carcinoma syndrome ; NBCCS) が考えられる.

2 含歯性囊胞 (dentigerous cyst) (図22)

埋伏歯の歯冠を囲む歯原性発育性囊胞で,歯冠形成が終了した歯胚歯原性上皮に囊胞化が生じたものである.下顎智歯,上顎犬歯,上顎正中埋伏過剰歯に好発し,10〜30歳台に多い.原因歯は生活歯である.増大により皮質骨の菲薄化,羊皮紙様感を認める.

> **TIPS**
>
> 💡 **オルソパントモグラムの有用性**
> オルソパントモグラムは顎骨病変を俯瞰することができ,有用な情報を得られることが多いため,歯科領域の画像を読影する場合はリファレンスとして参照することを強く勧める.

A オルソパントモグラム　　　　　　　　　　　　**B** 単純CT冠状断像 (骨条件)

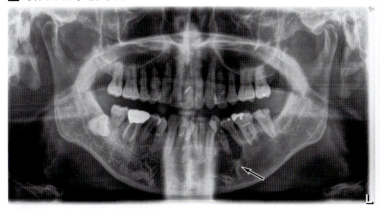
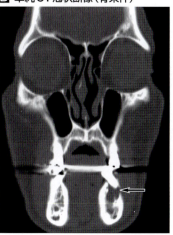

図21 70歳台,男性　歯原性角化囊胞
A:左下第3大臼歯の歯根周囲に境界明瞭な透亮像が認められるが,歯根吸収はみられない (→).
B:下顎骨左側に境界明瞭な囊胞性病変を認める (→).周囲の骨組織との境界は明瞭で,骨膜反応は認められない.
開窓術にて"おから状"の成分が認められ,歯原性角化囊胞と診断された.

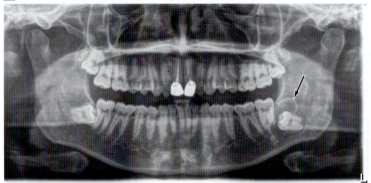

図22 20歳台，男性　含歯性囊胞
A：左下第3大臼歯の歯冠周囲に境界明瞭な透亮像を認める（→）．含歯囊胞に一致する．
B：左下第3大臼歯の存在をとらえることができるが，歯冠周囲の囊胞性病変は不鮮明である（→）．これは，再構成画像が，歯冠と囊胞を同時にとらえることができない場合があるためである．

頭頸部に出現する代表的な囊胞性病変を概説し，典型例や非典型例も提示した．一部歯科の囊胞性病変も概説し，オルソパントモグラムの有用性も伝えた．明日からの診療に役立てば幸いである．

■■■文献■■■

1) Koeller KK, Alamo L, Adair CF: Congenital cystic masses of the neck: radiologic-pathologic correlation. RadioGraphics 19: 121-146, 1999.
2) Shemen L, Sherman CH, Yurovitsky A: Imaging characteristics and findings in thyroglossal duct cyst cancer and concurrent thyroid cancer. BMJ Case Rep 2016: bcr2016215059, 2016.
3) Work WP: Newer concepts of the first brachial cleft defects. Laryngoscope 82: 1581-1593, 1972.
4) De Ponte FS, Brunelli A, Marchetti E, et al: Sublingual epidermoid cyst. J Craniofac Surg 13: 308-310, 2002.
5) Bailey H: The clinical aspects of branchial cysts. Br J Surg 10: 565-572, 1923.
6) Kondo K, Baba S, Suzuki S, et al: Infraorbital nerve located medially to postoperative maxillary cysts: a risk of endonasal surgery. ORL J Otorhinolaryngol Relat Spec 80: 28-35, 2018.
7) 「難治性血管腫・脈管奇形・血管奇形・リンパ管腫・リンパ管腫症および関連疾患についての調査研究班」班（研究代表者　秋田定伯）：血管腫・脈管奇形・血管奇形・リンパ管奇形・リンパ管腫症 診療ガイドライン2022（第3版）．令和2年度−4年度厚生労働科学研究費補助金難治性疾患等政策研究事業（難治性疾患政策研究事業），2023年3月．available at: https://issvaa.jp/wp/wp-content/uploads/2024/08/745314b76674dc71de8cdef46d551db0.pdf

4 壊死・囊胞変性

髙井由希子, 加藤博基, 松尾政之

Key Point

- 一般的に, 充実性腫瘍の壊死は境界不明瞭で辺縁不整な造影不良域, 囊胞変性は境界明瞭で辺縁平滑な造影不良域として描出される.
- 充実性腫瘍の囊胞変性が病変全体に及ぶ場合は, 非腫瘍性囊胞に類似することがある.
- 壊死・囊胞変性の内容液は出血や粘稠度に応じて, MRIで様々な信号強度を示す.

はじめに

　頭頸部領域では, 病変の主座から発生臓器を推定することが鑑別診断の第一歩となるため (「3章 由来臓器からみる頭頸部病変」参照), 解剖学的知識が必須である. 頭頸部領域で壊死・囊胞変性を生じる疾患は, 良性・悪性を含めて多岐にわたるため, 壊死・囊胞変性を生じる疾患を知り, 類似疾患との鑑別に有用な画像的特徴を押さえることが重要である. 膿瘍は感染源と進展しうる間隙を理解した上で, 発熱, 疼痛, 病変の急速増大の有無, 悪性腫瘍の既往などの臨床情報が診断の手がかりとなる. 壊死・囊胞変性を生じた病変の評価項目および代表的な疾患を以下に示す (表1, 2).

表1 壊死・囊胞変性を生じた病変の評価項目および代表的な疾患

病変全体	形状	類円形, 紡錘形 (神経鞘腫), 分葉状 (多形腺腫), 不整形
	境界	明瞭, 不明瞭 (高悪性度腫瘍, リンパ節転移の節外浸潤, リンパ節炎, 膿瘍)
壊死・囊胞成分	壁・隔壁の厚み	厚い (膿瘍), 薄い (p16陽性中咽頭癌リンパ節転移)
	数	単房, 多房 (Warthin腫瘍, 低悪性度唾液腺腫瘍, p16陽性中咽頭癌リンパ節転移, 甲状腺癌リンパ節転移, 神経鞘腫)
	境界	明瞭, 不明瞭 (悪性腫瘍)
	内容液の性状・信号強度 (MEMO 1)	T1強調像で高信号 (Warthin腫瘍, 甲状腺癌リンパ節転移), ADC著明低値 (膿瘍), fluid-fluid level (神経鞘腫, リンパ管奇形)

MEMO 1
壊死・囊胞変性の内容液の性状・信号強度

　通常, 壊死・囊胞変性の内容液はT1強調像で低信号, T2強調像で高信号を示すが, 出血・高蛋白成分を含む場合や中等度の粘稠な液体は, T1強調像で高信号を示す. 粘稠度が高度に上昇すると, T1値が延長して再び低信号となる. 急性期または慢性期の出血, 粘稠度の高い液体は, T2強調像で低信号を示す.

表2 壊死・嚢胞変性を生じる疾患の鑑別診断リスト

唾液腺腫瘍	多形腺腫, Warthin腫瘍, 基底細胞腺腫, 粘表皮癌, 腺様嚢胞癌, 腺房細胞癌
リンパ節病変	扁平上皮癌リンパ節転移, p16陽性中咽頭癌リンパ節転移, 甲状腺癌リンパ節転移, 悪性リンパ腫, 化膿性リンパ節炎, 結核性リンパ節炎, 組織球性壊死性リンパ節炎
間葉系腫瘍	神経鞘腫, 傍神経節腫
膿瘍	眼窩膿瘍, 耳下腺膿瘍, 顎下腺膿瘍, 扁桃周囲膿瘍, 傍咽頭間隙膿瘍, 咽後膿瘍, 咀嚼筋間隙膿瘍, 口腔底膿瘍
鼻副鼻腔腫瘍	扁平上皮癌, 未分化癌, 嗅神経芽細胞腫, 節外性NK/T細胞リンパ腫・鼻型
甲状腺・副甲状腺腫瘍	甲状腺癌, 未分化癌, 腺腫様甲状腺腫, 副甲状腺腺腫

1 唾液腺腫瘍

唾液腺腫瘍には壊死・嚢胞変性を生じる頻度が高い．嚢胞成分に注目すると，良性唾液腺腫瘍では辺縁部に境界明瞭な嚢胞変性を生じる．これに対し，悪性唾液腺腫瘍では中心部に境界不明瞭な壊死を生じる傾向にあるが，壊死・嚢胞変性の所見は疾患特異性に乏しいため，充実部の画像的特徴から唾液腺腫瘍を鑑別することが一般的である（MEMO 2）．

1 多形腺腫（pleomorphic adenoma）

病理組織学的には，腺上皮細胞・筋上皮細胞の上皮成分と，筋上皮細胞が産生する粘液腫様間質・類軟骨基質で構成される．長期経過で悪性化することがある．

画像所見 典型的には境界明瞭な分葉状の腫瘤であり，線維性被膜を認める場合が多い．豊富な粘液腫様間質・類軟骨基質を反映してT2強調像で著明な高信号を示し（図1），ADC値は高く，ダイナミックMRIで漸増型を示す．上皮成分が優位になると，T2強調像の信号・ADC値が低下する．小さな嚢胞を含めると，MRIで最大40%に嚢胞変性を認める[1]．嚢胞変性は境界明瞭で，T2強調像で均一な強い高信号を示し，T1強調像で高信号を示すことがある．特発性または穿刺吸引細胞診後に梗塞を生じることがあり，出血・壊死によって嚢胞成分が腫瘤全体を占拠するため，充実成分を欠いた嚢胞性病変にみえるが，辺縁部は腫瘍成分・炎症細胞浸潤によりリング状に造影される（TIPS 1）．

2 Warthin腫瘍（Warthin tumor）

病理組織学的には好酸性の上皮細胞とリンパ組織性間質で構成され，耳下腺リンパ節内に迷入した異所性腺上皮が腫瘍化すると考えられている．悪性化の報告例はあるが，きわめて稀である．

画像所見 耳下腺下極に境界明瞭な類円形・楕円形の腫瘤を形成する．リンパ組織性間質を反映してT2強調像で中等度低信号を示し，ADC値は低い（$0.79 \sim 0.96 \pm 0.13 \times 10^{-3}$ mm^2/s）[2,3]．

MEMO 2 小唾液腺の分布

小唾液腺の総数は800〜1000個とされ，鼻副鼻腔・口腔・咽頭・喉頭・気管・気管支などの上部消化管気道粘膜下に広く分布している．特に口腔内に多く，口腔内小唾液腺は口唇腺，頬腺，臼歯腺，口蓋腺，舌腺に分類される．

4 壊死・囊胞変性

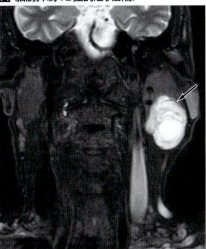
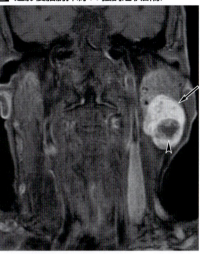

図1 70歳台，男性　多形腺腫
A：左耳下腺下極に，著明な高信号を示す境界明瞭な分葉状腫瘤を認める（→）．
B：腫瘤（→）の内部に，囊胞変性を示唆する造影不良域（▶）を認める．

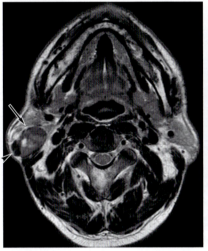
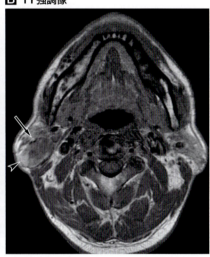

図2 50歳台，男性　Warthin腫瘍
A：右耳下腺下極に，不均一な低信号を示す境界明瞭な腫瘤を認める（→）．腫瘤の辺縁部に，強い低信号域を認める（▶）．
B：腫瘤（→）の辺縁部に，T2強調像の低信号域に一致した高信号域を認め（▶），高蛋白や出血成分が示唆される．

ダイナミックMRIで急増急減型を示す．囊胞変性を伴う頻度が60％と高い[1]．囊胞変性は，高蛋白や出血成分を反映してT1強調像で高信号を示すことが多く，高い粘稠度によりT2強調像で強い低信号を示すことが特徴的である（図2）．特発性または穿刺吸引細胞診後に梗塞を生じることがあり，T1強調像で高信号を主体とする内部不均一な囊胞性腫瘍を示し，半数で境界が不明瞭となるため，画像所見が悪性腫瘍に類似する[4]．

TIPS 1

多形腺腫に類似する疾患

多形腺腫と神経鞘腫の画像所見は類似するため鑑別は容易でないが，耳下腺病変が茎乳突孔に進展する場合は，神経鞘腫を疑う．単純MRIでは，低悪性度唾液腺腫瘍が多形腺腫に類似することがあり，ダイナミックMRIの造影パターンが鑑別に有用な場合がある．

1章 特徴的画像所見からみる頭頸部病変

T2強調像

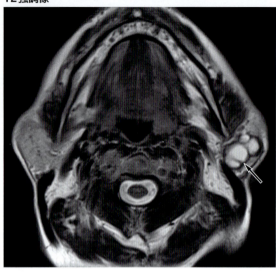

図3 60歳台，男性　粘表皮癌
左耳下腺下極に境界明瞭な多房性の囊胞性腫瘤を認める（→）．囊胞壁の一部は肥厚しているが，充実成分ははっきりしない．

3 粘表皮癌（mucoepidermoid carcinoma）

　病理組織学的には，粘液細胞，中間細胞，扁平上皮様細胞が様々な割合で混在し，これらの比率によって低悪性度・中悪性度・高悪性度に分類される．

画像所見　低悪性度粘表皮癌は粘液細胞が主体であり，粘液産生を反映してT2強調像で高信号を示し，粘液が貯留した囊胞成分を伴う[5]．充実成分が乏しい単房性または多房性の囊胞性腫瘤を形成すると，良性腫瘍や非腫瘍性囊胞に類似する（図3）．一般的に，低悪性度唾液腺腫瘍は境界明瞭であるが，低悪性度粘表皮癌の約半数は，炎症細胞浸潤により境界が不明瞭になる[5]．一方，高悪性度粘表皮癌は扁平上皮様細胞が充実性に増殖するため，充実性腫瘍を示し，囊胞を形成する頻度は低いが，壊死を伴うことがある．高細胞密度を反映してT2強調像で軽度低信号を示し，ADC値は低く，ダイナミックMRIで急増漸減型を示す．腫瘍辺縁は，浸潤性発育を反映して境界不明瞭になる．中悪性度粘表皮癌は，低悪性と高悪性の画像的特徴を併せもつ．

4 腺様囊胞癌（adenoid cystic carcinoma；ACC）

　病理組織学的には，導管上皮様細胞と基底細胞様細胞の増殖パターンから，悪性度が低い順に管状型・篩状型・充実型に分類され，篩状型が最も多い．神経周囲進展を生じる頻度が高く，疼痛や麻痺症状で発症することがある．

画像所見　画像所見は多彩である．境界は明瞭または不明瞭で，高度の浸潤性発育を示すことがある．細胞密度の低い篩状型は病理組織学的に小囊胞を形成する頻度が高く，T2強調像で軽度高〜高信号を示し，画像でもしばしば囊胞成分が観察される（図4）．充実成分の内部に囊胞成分を伴うことが多いが，充実成分の乏しい単房性または多房性の囊胞性病変を形成することもある．上顎洞発生の腺様囊胞癌は86％に囊胞成分を伴うと報告されている[6]．充実型は，高細胞密度を反映してT2強調像で軽度低信号を示し，均一または不均一に造影される．増殖パターンにかかわらず生じる神経周囲進展は，神経の肥厚や造影効果，神経孔の拡大や脂肪層の消失として描出される．

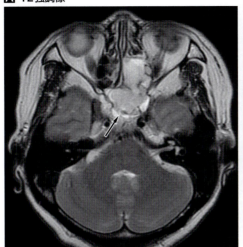 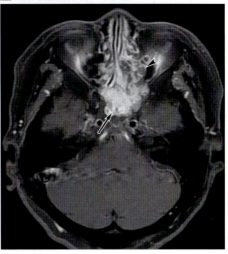

図4 60歳台，女性　腺様嚢胞癌
A：左篩骨洞〜蝶形骨洞に，高信号を示す境界明瞭な分葉状腫瘤を認める（→）．
B：腫瘤（→）の内部に，複数の小嚢胞を認める（▶）．

2　リンパ節病変

　リンパ節病変の壊死・嚢胞変性は，悪性腫瘍の転移，悪性リンパ腫，感染，炎症で生じる．原発巣が判明している場合はリンパ節転移の診断が容易であるが，原発不明リンパ節転移の場合は，リンパ節転移を疑うとともに原発巣を推定することが重要である．

1　扁平上皮癌（squamous cell carcinoma）のリンパ節転移

　鼻副鼻腔・口腔の扁平上皮癌はレベルⅠ〜Ⅲ，咽喉頭の扁平上皮癌はレベルⅡ〜Ⅴに転移しやすい．舌癌では，舌骨傍領域・外側舌，上咽頭癌では外側咽頭後リンパ節転移も重要である．
　画像所見　扁平上皮癌のリンパ節転移は，中心壊死（局所欠損とも呼ばれる）が特徴的であり，疾患特異性の高い所見である．中心壊死は小さなリンパ節転移にも生じることがある．通常の中心壊死は，造影CT・MRIで限局性の造影不良域として描出されるが，壊死が病変全体に及ぶと嚢胞性病変に類似する．壊死部のADC値は，化膿性リンパ節炎よりリンパ節転移で高値を示す[7]．

2　p16陽性中咽頭癌（p16-positive oropharyngeal cancer）のリンパ節転移

　原発不明頸部リンパ節転移（扁平上皮癌）の原発巣は口蓋扁桃，舌根，上咽頭，梨状陥凹に存在することが多く，特に上頸部の嚢胞状リンパ節転移にp16陽性が証明されれば，中咽頭（口蓋扁桃，舌根）に原発巣を疑う．
　画像所見　被膜が薄い（2mm以下）多房性または単房性の嚢胞性リンパ節を示すことが多い（図5）[8]．内容液はT2強調像で非特異的な高信号を示すため，非腫瘍性嚢胞との鑑別を要することがある．特に，第2鰓裂嚢胞は好発部位および形態が類似するために鑑別が難しい．嚢胞内に乳頭状の充実成分を伴うことがある．

1章 特徴的画像所見からみる頭頸部病変

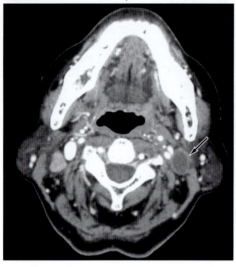

造影CT

図5 70歳台，女性　p16陽性中咽頭癌のリンパ節転移
左上内深頸領域に単房性の囊胞性病変を認める（→）．囊胞壁は全周性に薄く，リング状に造影される．

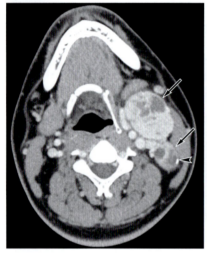

A 造影CT

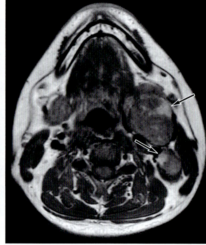

B T1強調像

図6 20歳台，男性
甲状腺癌のリンパ節転移
A：左上内深頸領域に複数の腫大リンパ節を認める（→）．内部に囊胞変性を示唆する造影不良域を認め，辺縁に石灰化（▶）を伴っている．
B：内部の囊胞変性は高信号を示す（→）．

3 甲状腺癌（thyroid cancer）のリンパ節転移

レベルⅥ・Ⅶに好発する．原発巣が小さな場合はCT・MRIにおいて甲状腺に異常を認めないため，若年者の頸部囊胞性病変は，甲状腺癌のリンパ節転移の可能性に言及し，甲状腺超音波検査を推奨することが重要である．

画像所見 しばしば囊胞変性を伴い，最大40％で完全な囊胞の形態を示す．多房性になると形態がリンパ管奇形に類似するが，通常はリンパ管奇形より小さい．**囊胞内容液はサイログロブリンを反映して，CTで高吸収，T1強調像で高信号を示すことが特徴的である**（図6）[9]．リンパ節転移の充実成分は，甲状腺癌の多血性を反映して強い造影効果を示すことが多いが，ほとんど造影されないこともある．石灰化を伴う頻度が高いことも特徴的である．

4 壊死・嚢胞変性

造影CT

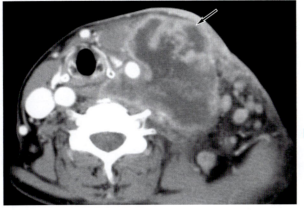

図7 60歳台，女性
びまん性大細胞型B細胞リンパ腫
左中下内深頸領域に境界不明瞭な腫瘤を認め（→），内部に広範な壊死を伴っている．

4 悪性リンパ腫（malignant lymphoma）

頸部リンパ節腫大が多発することが多いが，約30％は単発の頸部リンパ節腫大で発症する．

画像所見 辺縁平滑で内部均一なリンパ節腫大が典型的であるが，びまん性大細胞型B細胞リンパ腫（diffuse large B-cell lymphoma；DLBCL）などに壊死・嚢胞変性を生じることがある（図7）．壊死・嚢胞変性を伴う場合も，残存する充実成分のADC値が著明に低下することが特徴的である．

5 化膿性リンパ節炎（suppurative lymphadenitis）

レベルⅠ・Ⅱ・Ⅳ，後頭リンパ節に好発する．細菌感染を原因とする急速進行性のリンパ節炎であり，起炎菌は黄色ブドウ球菌とA群レンサ球菌が多い．

画像所見 サイズの大きいリンパ節腫大の周囲に強い炎症を伴う．病勢が進行すると内部に膿瘍が形成され，境界明瞭あるいは不明瞭な造影不良域として描出される．膿瘍腔はT2強調像で高信号を示すことが多いが，粘稠度が高くなると中等度信号を示すことがある．膿瘍腔のADC値は低く，充実性腫瘍の壊死領域との鑑別に有用である．

6 結核性リンパ節炎（tuberculous lymphadenitis）

レベルⅡ～Ⅴに好発し，特にレベルⅤに多い．化膿性リンパ節炎が有痛性であるのに対し，結核性リンパ節炎は症状が乏しいことが多い．

画像所見 急性期は壊死を伴わず，周囲に炎症を伴うため，他のリンパ節炎と鑑別が難しい．亜急性期に乾酪壊死が出現し，辺縁の炎症性肉芽組織がリング状に厚く造影される（図8）．亜急性期以降は，化膿性リンパ節炎と比べて周囲の炎症所見が乏しい．被膜が破綻すると，周囲脂肪織混濁，壊死組織の節外進展を生じ，緊満感が失われ，瘻孔を形成することがある．治療後や慢性期は石灰化を伴い，甲状腺癌のリンパ節転移に類似する（TIPS 2）．

> **TIPS 2**
>
> **結核および非結核性抗酸菌によるリンパ節炎**
> 結核性リンパ節炎は，免疫能が低下した高齢者や栄養状態の不良な若年者に好発する．結核性リンパ節炎に類似した所見を免疫能が正常の小児（5歳以下）に認めた場合は，非結核性抗酸菌症によるリンパ節炎を疑う．

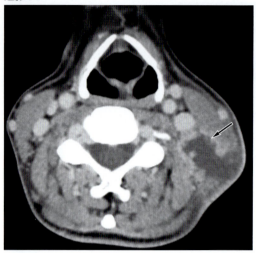
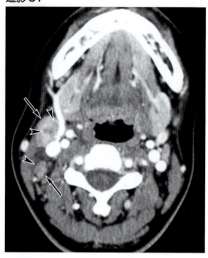

図8　50歳台，女性　結核性リンパ節炎
左中内深頸領域に中心壊死を伴い，リング状に造影される腫大リンパ節を認める（→）．被膜の破綻による節外進展を生じており，緊満感が失われている．

図9　20歳台，女性　組織球性壊死性リンパ節炎
右上内深頸領域に，軽度の周囲脂肪織混濁を伴う腫大リンパ節を認め（→），辺縁部の限局性の造影不良域（▶）は，凝固壊死が示唆される．

7 組織球性壊死性リンパ節炎（菊池病）［histiocytic necrotizing lymphadenitis (Kikuchi-Fujimoto lymphadenitis)］

　白血球減少，LDH高値，CRP上昇を示すことがある．病理組織学的には，リンパ節傍皮質の凝固壊死が特徴的である．頸部リンパ節は片側性に分布することが多く，稀に頸部以外のリンパ節が腫大することがある．

■画像所見■　周囲に脂肪織混濁を伴う2cm以下のリンパ節が，片側頸部に多発する．造影CTで全体が均一に造影されることが多いが，限局性または全体に造影不良域を伴うことがある（図9）．T2強調像で，凝固壊死部がリンパ節の辺縁部に限局性に低信号を示すことが特徴的である[10]．

3　膿瘍

　単房性または多房性の境界不明瞭な囊胞性病変であり，膿瘍壁は厚く造影され，内容液は強い拡散制限を示す．感染・炎症を伴った先天性囊胞やリンパ管奇形との鑑別が難しい．高齢者では，膿瘍の背景に悪性腫瘍が潜在していることがある．以下に，代表的な頭頸部領域の膿瘍を部位ごとに示す．

1 眼窩骨膜下膿瘍・眼窩膿瘍（orbital subperiosteal abscess/orbital abscess）

　副鼻腔炎からの波及が多いが，口腔内感染や外傷も原因となる．Chandler分類は鼻性眼窩内合併症の進行度分類であり，①眼窩隔膜前浮腫，②眼窩内蜂窩織炎，③眼窩骨膜下膿瘍，④眼窩膿瘍，⑤海綿静脈洞血栓症に分類される．

■画像所見■　眼窩骨膜下膿瘍は眼窩骨壁と骨膜の間に凸レンズ状の液貯留腔を認め，リング

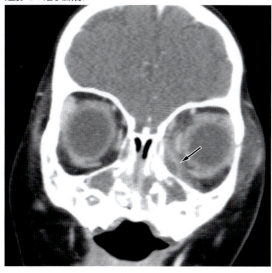

造影CT冠状断像

図10 1歳, 男児　眼窩骨膜下膿瘍
両側副鼻腔炎を認める. 左眼窩内側下部の骨膜下に凸レンズ状の液貯留腔（→）を認め, リング状に造影され, 周囲脂肪織混濁を伴っている.

状に造影される（図10）. 骨膜が介在するために眼窩内脂肪との境界は明瞭になり, 膿瘍の典型的な辺縁性状とは異なる. 眼窩内膿瘍は, 眼球と外眼筋に囲まれた筋円錐内に膿瘍を形成する.

2 耳下腺膿瘍（parotid abscess）

化膿性耳下腺炎に続発して発生する.

画像所見　耳下腺内にリング状に造影される液貯留腔を認める. 背景の耳下腺は耳下腺炎により腫大し, 不均一に造影される. 第1鰓裂瘻孔が原因の耳下腺膿瘍は, 外耳道との交通を確認することで診断できる.

3 扁桃周囲膿瘍・傍咽頭間隙膿瘍
（peritonsillar abscess/parapharyngeal abscess）

最多の原因は急性扁桃炎だが, 歯性感染, 異物, 外傷も原因となる. 下極型の扁桃周囲膿瘍は, 口腔内所見が乏しいにもかかわらず急性喉頭蓋炎を合併しやすいため, 早期に気道が閉塞して重症化しやすい.

画像所見　扁桃周囲腔は扁桃被膜と咽頭収縮筋間の潜在腔で, 咽頭粘膜間隙に含まれる. 扁桃周囲膿瘍は, 腫大した扁桃の外側に不整形の液貯留腔を認める. 咽頭収縮筋を越えて外側の傍咽頭間隙へ進展すると傍咽頭間隙膿瘍, 背側の咽頭後間隙へ進展すると咽後膿瘍を形成する（TIPS 3）.

TIPS 3

扁桃周囲膿瘍と化膿性外側咽頭後リンパ節炎の鑑別
扁桃周囲膿瘍と化膿性外側咽頭後リンパ節炎は類似することがあるが, 扁桃周囲膿瘍は傍咽頭間隙の脂肪織を<u>外側</u>へ圧排するのに対し, 外側咽頭後リンパ節の化膿性リンパ節炎は傍咽頭間隙の脂肪織を<u>腹側</u>へ圧排することに注目すると鑑別できる.

1章 特徴的画像所見からみる頭頸部病変

4 咽後膿瘍 (retropharyngeal abscess)

小児では，咽頭炎に続発する化膿性咽頭後リンパ節炎の破綻により生じる．口腔内感染症や咽頭膿瘍などによる深頸部膿瘍も原因となる．咽頭後間隙または危険間隙から縦隔へ進展すると，重篤な病態である降下性壊死性縦隔炎，縦隔膿瘍を生じる．

画像所見 咽頭後間隙にリング状に造影される液貯留腔を認める．川崎病などで生じる咽頭後間隙浮腫は，リング状に造影されず，横走する翼状筋膜が線状に造影されることが特徴的である．

4 その他

その他にも，頭頸部領域では様々な腫瘍に壊死・嚢胞変性を生じる．

1 神経鞘腫 (schwannoma)

病理組織学的には，紡錘形細胞が密に増殖する領域 (Antoni A型) と，細胞成分に乏しく粘液腫様間質に富む領域 (Antoni B型) が様々な割合で混在する．

画像所見 T2強調像で低信号の被膜を伴う境界明瞭な腫瘤を形成する．由来神経が太い場合は，神経と連続する紡錘形を示す．T2強調像で，Antoni A型は高い細胞密度を反映して低信号を示し，Antoni B型は粘液成分を反映して著明な高信号を示す．経過が長いと腫瘍内部に嚢胞変性や出血を生じ，内部が不均一になる．target signを示す場合，中心部のAntoni A型に嚢胞変性を生じると，被膜と細胞成分が二重リングとして造影される (black geode sign) [11]．充実成分が目立たない多房性嚢胞性病変を形成する頻度は，聴神経鞘腫で高い (図11) [12]．嚢胞内にしばしばfluid-fluid levelを伴い，微小出血が嚢胞形成の一因であると考えられる [13]．

2 傍神経節腫 (paraganglioma)

化学受容体である傍神経節由来の腫瘍で，頸部では鼓室・頸静脈孔・迷走神経・頸動脈分岐部に発生する．

画像所見 きわめて血流豊富な腫瘍であり，著明な造影効果を示す．2cm以上の病変では腫瘍内部にflow voidが目立ち，出血や壊死を伴う [14]．鼓室や頸静脈孔に発生すると虫食い状の骨破壊を伴い，多血性腫瘍の骨転移や内リンパ嚢腫瘍との鑑別を要する．迷走神経や頸動脈分岐部に発生すると，多血性腫瘍のリンパ節転移，硝子血管型Castleman病，孤立性線維性腫瘍，血管系腫瘍との鑑別を要する．

3 嗅神経芽細胞腫 (olfactory neuroblastoma)

嗅裂に存在する嗅粘膜上皮から発生する神経外胚葉性腫瘍で，頭蓋内に進展しやすい．

画像所見 鼻腔上部を主座とする局在が特徴的である．内部性状は非特異的であるため，その他の悪性鼻腔腫瘍との鑑別が難しい．篩板の小孔を介して，骨破壊を伴わずに頭蓋内進展を生じることがある．頭蓋内に進展した腫瘍の辺縁に嚢胞を形成することがあり，本疾患に特徴的な所見とされるが，頻度は低い [15]．隣接する頭蓋底に骨硬化を伴うことがある．

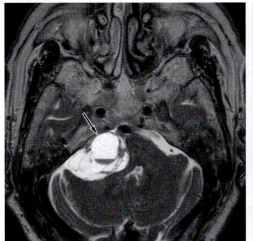
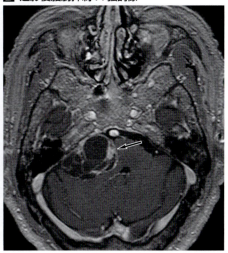

図11 70歳台，男性　聴神経鞘腫
A：右小脳橋角部に多房性の囊胞性腫瘤を認め（→），内部に液面形成を伴っている．
B：隔壁や辺縁の充実成分が造影されている（→）．

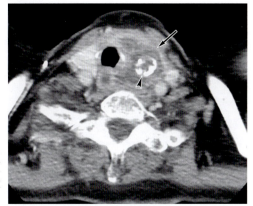

図12 70歳台，女性　甲状腺未分化癌
甲状腺左葉に境界不明瞭な腫瘤を認め（→），内部に広範な壊死を伴っている．リング状の石灰化（▶）は，先行病変である分化癌の存在が示唆される．

4 未分化癌（鼻副鼻腔・甲状腺）(undifferentiated carcinoma)

　甲状腺未分化癌は，乳頭癌などの分化癌が長期経過で未分化転化する．最も予後不良な癌のひとつとして知られ，急速に増大し，周囲への強い浸潤傾向を示す．

画像所見　境界不明瞭な不整形腫瘤であり，広範な壊死を生じるために内部は不均一になる．甲状腺未分化癌には先行病変の存在を示唆する石灰化を伴うことが多く（図12），甲状腺悪性リンパ腫との鑑別に有用である．一方，鼻副鼻腔未分化癌には石灰化の頻度が低いため，その他の悪性腫瘍との鑑別が難しい．

5 節外性NK/T細胞リンパ腫・鼻型
(extranodal NK/T-cell lymphoma, nasal type；ENKL)

　組織悪性度は，DLBCLと同様に中悪性度に分類される．鼻腔に好発し，再発率が高い．病理組織学的に血管中心性/血管破壊性の発育パターンを示し，凝固壊死と潰瘍形成が特徴

1章 特徴的画像所見からみる頭頸部病変

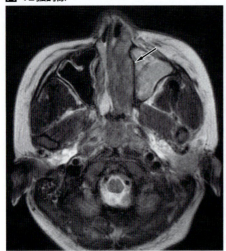

A T2強調像

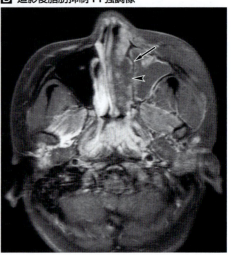

B 造影後脂肪抑制T1強調像

図13 20歳台，女性　節外性NK/T細胞リンパ腫・鼻型
A：左鼻腔に，浸潤性に発育する不均一な低信号腫瘤を認める（→）．左上顎洞に二次性の副鼻腔炎を認める．
B：腫瘤（→）の内部に，広範な造影不良域を認め（▶），壊死傾向の強い腫瘍が示唆される．

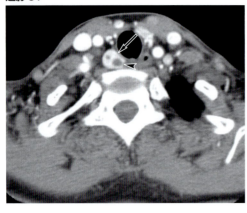

造影CT

図14 40歳台，女性　副甲状腺腺腫
気管の右背側に，強い造影効果を示す境界明瞭な類円形結節を認め（→），内部に囊胞変性を伴っている（▶）．

的で，鼻中隔の潰瘍や穿孔を伴うことがある．

画像所見　鼻腔を主座とする浸潤性病変であり，粘膜・粘膜下を進展して腫瘤を形成しないことがある．高度な壊死により内部が不均一になりやすく，T2強調像で約半数，造影MRIで8割以上が不均一になる（図13）[16]．腫瘍が大きなわりに隣接する骨の破壊像が目立たない傾向にあるが，軽微な所見を含めると約半数に骨破壊・骨びらんを伴う．非壊死領域のADC値が他のリンパ腫と同様に著明に低下することが特徴的であるが，壊死領域が広範な場合はADC低値を示さないことがある．

6 副甲状腺腺腫（parathyroid adenoma）

原発性副甲状腺機能亢進症の原因となる．異所性副甲状腺腺腫は，頸動脈近傍，食道・気管・咽頭の側面や後面，胸腺内，大動脈肺動脈窓，甲状腺内などに発生する（MEMO 3）．

画像所見　境界明瞭な類円形結節を甲状腺背側に認める（図14）．単純CTで甲状腺より低

吸収，造影早期相で甲状腺組織と同等に強く造影され，後期相では甲状腺組織よりwashoutが強い．多血性のため，サイズが大きくなると出血や嚢胞変性を伴うことがある[17]．診断には^{99m}Tc-MIBIシンチグラフィが有用だが，嚢胞変性が高度な場合は偽陰性となることがある（MEMO 3）．

MEMO 3
副甲状腺の発生学
上副甲状腺は第4鰓嚢，下副甲状腺は第3鰓嚢を由来とするため，異所性副甲状腺は第3，4鰓嚢の下降経路に発生する．

おわりに

日常読影において，頭頸部領域の壊死・嚢胞変性を伴う病変は良性と悪性の鑑別が難しく，感染症と腫瘍を区別することすら困難な場合がある．臨床所見・臨床経過を十分に把握した上で画像所見を解析し，過不足ない鑑別診断をレポートに記載できるようにしたい．

文献

1) Kato H, Kanematsu M, Watanabe H, et al: Salivary gland tumors of the parotid gland: CT and MR imaging findings with emphasis on intratumoral cystic components. Neuroradiology **56**: 789-795, 2014.
2) Ikeda M, Motoori K, Hanazawa T, et al: Warthin tumor of the parotid gland: diagnostic value of MR imaging with histopathologic correlation. AJNR **25**: 1256-1262, 2004.
3) Kato H, Fujimoto K, Matsuo M, et al: Usefulness of diffusion-weighted MR imaging for differentiating between Warthin's tumor and oncocytoma of the parotid gland. Jpn J Radiol **35**: 78-85, 2017.
4) Kashiwagi N, Hyodo T, Ishi K, et al: Spontaneously infarcted parotid tumours: MRI findings. Dentomaxillofac Radiol **48**: 20180382, 2019.
5) Kashiwagi N, Dote K, Kawano K, et al: MRI findings of mucoepidermoid carcinoma of the parotid gland: correlation with pathological features. Br J Radiol **85**: 709-713, 2012.
6) Kato H, Kanematsu M, Sakurai K, et al: Adenoid cystic carcinoma of the maxillary sinus: CT and MR imaging findings. Jpn J Radiol **31**: 744-749, 2013.
7) Kato H, Kanematsu M, Kato Z, et al: Necrotic cervical nodes: usefulness of diffusion-weighted MR imaging in the differentiation of suppurative lymphadenitis from malignancy. Eur J Radiol **82**: e28-e35, 2013.
8) Cantrell SC, Peck BW, Li G, et al: Differences in imaging characteristics of HPV-positive and HPV-negative oropharyngeal cancers: a blinded matched-pair analysis. AJNR **34**: 2005-2009, 2013.
9) Renkonen S, Lindén R, Bäck L, et al: Accuracy of preoperative MRI to assess lateral neck metastases in papillary thyroid carcinoma. Eur Arch Otorhinolaryngol **274**: 3977-3983, 2017.
10) Kato H, Kanematsu M, Kato Z, et al: MR imaging findings of cervical lymphadenopathy in patients with Kikuchi disease. Eur J Radiol **80**: e576-e581, 2011.
11) Kato H, Kanematsu M, Ohno T, et al: Is "black geode" sign a characteristic MRI finding for extracranial schwannomas? J Magn Reson Imaging **37**: 830-835, 2012.
12) Ando T, Kato H, Matsuo M: Comparison between MR imaging findings of intracranial and extracranial schwannomas. Clin Imaging **42**: 218-223, 2017.
13) Kato H, Kanematsu M, Mizuta K, et al: Fluid-fluid level formation: a rare finding of extracranial head and neck schwannomas. AJNR **30**: 1451-1453, 2009.
14) Lee KY, Oh YW, Noh HJ, et al: Extraadrenal paragangliomas of the body: imaging features. AJR **187**: 492-504, 2006.
15) Dublin AB, Bobinski M: Imaging characteristics of olfactory neuroblastoma (esthesioneuroblastoma). J Neurol Surg B Skull Base **77**: 1-5, 2016.
16) Chen Y, Wang X, Li L, et al: Differential diagnosis of sinonasal extranodal NK/T cell lymphoma and diffuse large B cell lymphoma on MRI. Neuroradiology **62**: 1149-1155, 2020.
17) Sillery JC, DeLone DR, Welker KM: Cystic parathyroid adenomas on dynamic CT. AJNR **32**: E107-E109, 2011.

1章 特徴的画像所見からみる頭頸部病変

5 脂　肪

久保優子，楠本昌彦

Key Point

- 頭頸部領域の脂肪を含有する病変は，皮下脂肪組織や深部脂肪組織から発生した脂肪性腫瘍が多い．良性から悪性まで様々な脂肪性腫瘍があり，特徴的な画像所見を呈する腫瘍もある．
- 加齢や慢性炎症による唾液腺の脂肪変性，外科手術後の再建皮弁，神経障害による筋肉の脂肪変性も，頭頸部領域の脂肪に変化を来す病態として重要である．
- 画像診断では，CT・MRIによる**脂肪成分の同定が重要**で，良悪性の鑑別には，腫瘍の形状や内部性状，造影効果などが参考になることがある．

はじめに

　頭頸部領域において，脂肪を含む正常組織として広く分布するのは，皮下脂肪組織である．その他にも，眼窩内脂肪や頬脂肪体（buccal fat pad），側頭窩など，顔面の深部組織内にも脂肪が存在する．さらに，耳下腺を含む大唾液腺，甲状腺，副甲状腺，異所性胸腺などの腺組織内にも脂肪が含まれる．このように頭頸部領域には様々な部位に脂肪が存在するが，加齢とともに脂肪成分の分布や量が変化することも特徴的である．
　画像診断では，脂肪成分の同定が重要で，特にCTとMRIが有用で，病変内の脂肪成分の有無や程度の他，病変の局在や形態，周囲組織との関係なども併せて評価できる．
　本項では，脂肪を含有する病変や脂肪に変化を来す疾患を解説する．

1　脂肪を含有もしくは変化を来す疾患

　頭頸部領域で脂肪を含有する疾患として，皮下脂肪組織や深部脂肪組織から発生した脂肪性腫瘍が多い（表）[1]．

表　主な脂肪性腫瘍

良性	中間悪性度	悪性
・脂肪腫	・異型脂肪腫様腫瘍	・脂肪肉腫
・血管脂肪腫	（高分化型脂肪肉腫）	・高分化型
・筋肉内脂肪腫		・粘液型
・紡錘形細胞/多形性脂肪腫		・多形型
・脂肪芽腫		・脱分化型
・軟骨様脂肪腫		・混合型
・線維脂肪腫		
・骨脂肪腫		
・褐色脂肪腫		

青字：本項で解説する疾患

良性の脂肪性腫瘍は成熟脂肪細胞からなり，悪性度が上がるにつれて未熟な脂肪芽細胞の割合が増加する．中間悪性度の異型脂肪腫様腫瘍は，局所再発をするが転移はしない．脂肪肉腫にも様々な組織がある．脂肪性腫瘍の他には，奇形腫や皮様嚢腫，異所性過誤腫性胸腺腫などの腫瘍性病変が挙げられる．

また，加齢や慢性炎症による唾液腺の脂肪変性，外科手術後の再建皮弁，神経障害による筋肉の脂肪変性も，頭頸部領域の脂肪に変化を来す病態として重要である．

2 脂肪の同定に必要な検査方法

画像診断では脂肪成分の同定が重要で，CTおよびMRI検査が有用である．CT検査では，脂肪組織は通常－50〜－100HU程度の低吸収域として描出され，0HU未満の領域があれば，脂肪成分の存在を疑う．MRI検査では，T1強調像・T2強調像で高信号を呈し，脂肪抑制法を用いると，脂肪組織の信号が抑制され，低信号域として描出される．特に，微量な脂肪の含有については化学シフト画像でin phase/opposed phaseの信号変化を評価する[2]．

3 脂肪性腫瘍

脂肪性腫瘍は，脂肪細胞から発生する軟部組織腫瘍の一種で，良性の脂肪腫から悪性の脂肪肉腫まで様々なタイプがある．良性の脂肪腫は最も一般的で，皮下組織に発生することが多く，通常は痛みを伴わない柔らかい腫瘤として触知される．一方，脂肪肉腫は悪性腫瘍で，異型脂肪腫様腫瘍/高分化型，粘液型，多形型，脱分化型などのサブタイプがあり，これらは局所再発や転移のリスクがあり，外科手術に加えて化学療法や放射線療法を併用した，より積極的な治療が必要となる．

1 脂肪腫(lipoma)（図1）

脂肪腫は成熟した脂肪細胞からなる良性の軟部腫瘍である．成人に多く，頸部皮下組織や深部組織を含め，体幹・四肢・頭蓋内などあらゆる部位に発生する．成人の頭頸部脂肪腫の有病率は13〜25%と報告され，通常，表在性に多く，深在性脂肪腫は稀である[3]．無痛性の軟部腫瘤として触知され，緩徐に増大することもある．

画像所見　CT・MRIでは内部均一な脂肪性腫瘤として描出され，薄い線維性被膜に覆われており，内部に線維性隔壁を伴うこともある[4]．予後良好で，再発は稀である．

2 褐色脂肪腫(hibernoma)（図2）

褐色脂肪腫は褐色脂肪組織由来の良性腫瘍で，肩甲間部，頸部，腋窩など褐色脂肪組織が存在する部位に発生する．20〜50歳台に多く，無痛性の軟部腫瘤として触知され，緩徐に増大する[5]．

画像所見　CT・MRIでは通常の脂肪腫より内部が不均一な腫瘤性病変で，脂肪成分の他，線状や結節状の非脂肪成分を伴うことがある．造影にて，内部は不均一に造影効果を示すことがある．特徴的な画像所見として，PETにてFDGが有意に集積を示すことがある[6]．典型的な画像所見と好発部位を知っておくことは，悪性腫瘍との鑑別の一助となる．

1章 特徴的画像所見からみる頭頸部病変

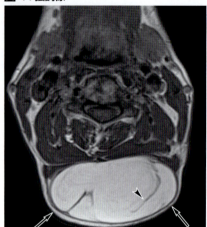
A T1強調像

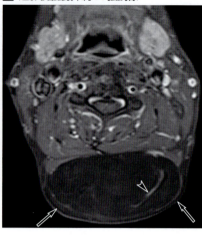
B 造影後脂肪抑制T1強調像

図1 60歳台，男性
脂肪腫
20年くらい前から腫瘤を自覚していたが放置していた．徐々に増大傾向あり．
A，B：後頸部皮下組織に長径10cm大の境界明瞭な腫瘤性病変を認める（→）．T1強調像（A）で高信号を呈し，造影後脂肪抑制T1強調像（B）で病変内部は低信号域として描出される．病変内部には線維性隔壁を伴っている（▶）．

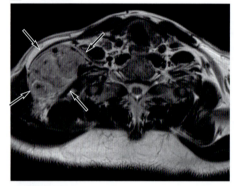
A T2強調像

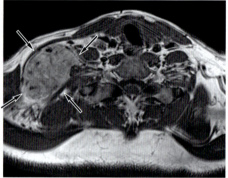
B T1強調像

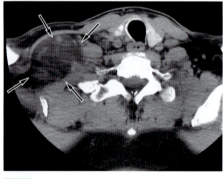
C 単純CT

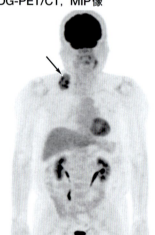
D FDG-PET/CT，MIP像

図2 50歳台，男性　褐色脂肪腫
右鎖骨近位部の腫脹を自覚した．
A，B：右鎖骨上に長径5cm大の境界明瞭な腫瘤性病変を認め（→），病変内部は皮下脂肪よりやや低信号域を呈し，栄養血管を示唆するflow voidを有している．
C：病変内部はCT値平均-30HU未満で脂肪を含有している（C；→）．
D：FDG-PET/CTにおいて病変に一致したFDG集積を認める（D；→）．

5 脂肪

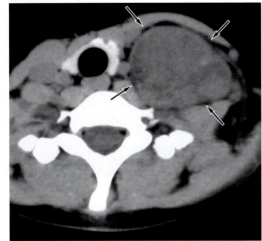
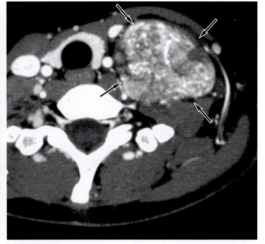
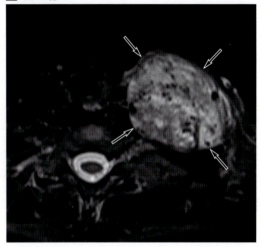

図3 30歳台，女性　血管脂肪腫
1年前から左鎖骨上腫瘤を自覚し，増大傾向あり．
A〜C：左鎖骨上に長径5cm大の境界明瞭な腫瘤性病変を認める（→）．病変内部は，単純CT（**A**）では軟部濃度が主体だが，一部脂肪成分を示す低吸収域を含有している．造影CT（**B**）では不均一で顕著な造影増強効果を示す．STIR像（**C**）では，栄養血管を示唆するflow voidを有する明瞭な高信号域を示す．
切除前は血管腫が疑われたが，病理組織にて成熟脂肪組織と大小の血管腔の増生を認め，血管脂肪腫と診断された．

3 血管脂肪腫（angiolipoma）（図3）

　血管脂肪腫は，成熟した脂肪細胞と毛細血管の増生が混在する良性腫瘍で，血管成分が通常の脂肪腫よりも豊富であることが特徴である．四肢，体幹に多く，頭頸部領域では比較的稀で，若年〜中年に好発し，多発することがある．圧痛や自発痛を伴うことがあり，大きさは5cm未満である[7]．

画像所見　CT・MRIでは通常の脂肪腫より内部が不均一な腫瘤性病変で，脂肪成分の他，線状や結節状の軟部組織を伴うことがある．脂肪成分と血管成分の割合によって，T1強調像・T2強調像にて不均一で様々な信号強度を示すことがある．造影T1強調像では，豊富な血管成分を反映して明瞭な造影増強効果を認める．脂肪抑制像では，脂肪成分の信号が抑制され，血管成分がより明瞭に描出される．画像上で血管腫との鑑別が困難なことも多い．

1章 特徴的画像所見からみる頭頸部病変

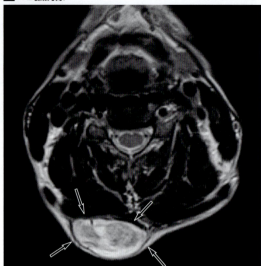

A T2強調像

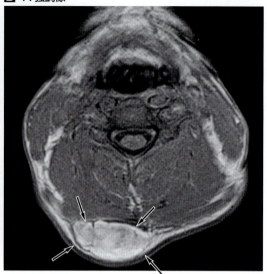

B T1強調像

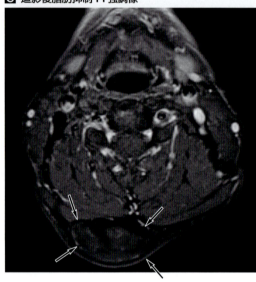

C 造影後脂肪抑制T1強調像

図4 50歳台，男性　紡錘形細胞脂肪腫
約10年前から右後頸部の腫瘤を自覚していたが，無症状のため放置し，徐々に心配になり来院．
A〜C：右後頸部皮下に長径4cm大の境界明瞭な腫瘤性病変を認める（→）．病変内部は，T2強調像（**A**），T1強調像（**B**）で高信号が主体であるが中心部に低信号域を有し，造影後脂肪抑制T1強調像（**C**）で大半が脂肪抑制を示す低信号域だが，部分的にごく淡い造影増強効果を認める．

4 紡錘形細胞脂肪腫（spindle cell lipoma）（図4）

　紡錘形細胞脂肪腫は成熟脂肪細胞と紡錘形細胞が混在する良性腫瘍で，コラーゲン線維を伴う．後頸部や肩，背中の皮下組織に好発し，大半が皮下組織から発生する．中年男性に多く，無痛性の軟部腫瘤として触知され，緩徐に増大することもある[8]．

画像所見　CT・MRIで，脂肪成分と非脂肪成分が混在する境界明瞭な腫瘤として描出される．腫瘍内の脂肪成分と非脂肪成分の割合は様々で，25〜75％程度の脂肪成分を含むものが多い．腫瘍内部は不均一で，T1強調像で脂肪成分は高信号，非脂肪成分は筋肉と等信号を示す．造影T1強調像で非脂肪成分は造影増強効果を示す．**典型例では，中年男性の後頸部に発生する脂肪成分を含有する境界明瞭な腫瘤で，非脂肪成分に造影増強効果を認める場合に本疾患を疑う．**

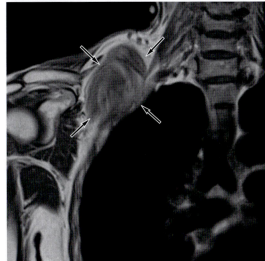

A T1強調像

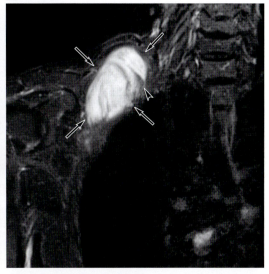

B STIR像

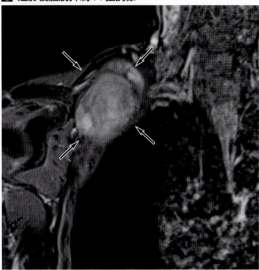

C 造影後脂肪抑制T1強調像

図5 70歳台，女性　高分化型脂肪肉腫
1年前に右鎖骨上窩に皮下腫瘤を自覚し，徐々に増大したので来院．可動性良好．
A～C：右鎖骨上窩に長径7cm大の境界明瞭な腫瘤性病変を認める（→）．病変内部は，T1強調像（**A**）で低信号と高信号が混在し，STIR像（**B**）で高信号が主体であるが，T1強調像で高信号域を示した部位は索状の低信号域を呈し（**B**；▶），脂肪の含有が示唆される．造影後脂肪抑制T1強調像（**C**）で大半が不均一な造影増強効果を示すが，脂肪成分は造影増強効果がない．

5 高分化型脂肪肉腫 (well-differentiated liposarcoma)（図5）

　高分化型脂肪肉腫は，成熟した脂肪細胞に類似した腫瘍細胞からなる中間悪性度の軟部腫瘍である．全脂肪肉腫の40～45％を占める最も頻度の高いサブタイプである[9]．主に後腹膜や四肢近位部に発生するが，頸部皮下組織や眼窩内などの頭頸部領域にも稀に発生する．緩徐に増大する無痛性腫瘤として発見されることが多い．外科的切除が第一選択で，放射線療法が併用されることもある．予後は比較的良好で，局所再発の頻度が高いが，転移することはほとんどない．

画像所見　CT・MRIでは主に脂肪腫瘤として描出され，腫瘍内に線維性隔壁や結節状の非脂肪成分を含有することがある．腫瘍辺縁は不整で，腫瘍径は比較的大きい[10]．PETでは有意なFDGの集積はほとんどない．高分化型脂肪肉腫は，良性の脂肪腫との鑑別が重要であるが，画像所見だけでは鑑別が困難なことがある[11]．

A T2強調像

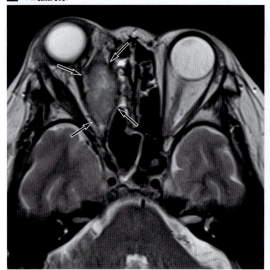

B 造影後脂肪抑制T1強調像

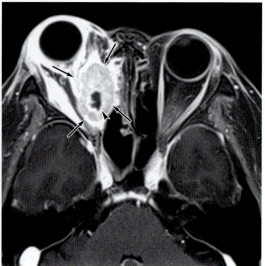

C 拡散強調像（b＝1000s/mm²）

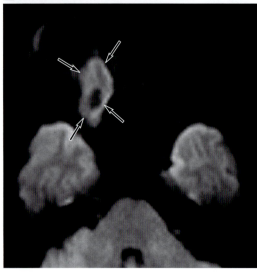

図6 50歳台，女性　脱分化型脂肪肉腫
2年前からの右眼球突出あり．ステロイド治療にて効果なく，徐々に進行したため，精査．
A〜C：右眼窩内側に長径3cm大の分葉状の腫瘤性病変を認め（→），内直筋に浸潤している．腫瘤により右眼球は突出している．病変内部はT2強調像（A）で淡い低信号域を呈し，造影後脂肪抑制T1強調像（B）で辺縁優位に異常造影増強効果を示す．病変中心部には，囊胞変性もしくは壊死を疑う増強不良域がある（B；▶）．拡散強調像（C）では腫瘍に一致した高信号域を認める．
画像上，脂肪成分の乏しい軟部組織が主体の腫瘍で，他の眼窩内腫瘍との鑑別が難しいが，眼窩内脂肪織から発生する脱分化型脂肪肉腫もある．

6　脱分化型脂肪肉腫(dedifferentiated liposarcoma)（図6）

　脱分化型脂肪肉腫は，高分化型脂肪肉腫から発生する高悪性度の軟部腫瘍である．60〜70歳台に好発し，病理組織学的には，高分化型脂肪肉腫と未分化肉腫成分が混在するのが特徴で，*MDM2*遺伝子増幅が診断に有用である[12]．予後不良で，局所再発や遠隔転移を来しやすいため，広範切除と術後放射線療法が推奨される．

画像所見　CT・MRIで脂肪成分に乏しい充実性腫瘤として描出されることが多く，高分化型の脂肪成分と充実部分を反映した脱分化成分が混在してみられる．造影にて不均一な造影増強効果を示し，壊死や出血を伴うことがある．脂肪成分が少なく，他の軟部肉腫との鑑別が難しいことが特徴的で，経過中に急速な増大や周囲組織への浸潤などの変化があれば，脱分化型脂肪肉腫の可能性を考慮する必要がある．

4 脂肪性腫瘍以外の病変

1 奇形腫（teratoma）（図7）

頸部奇形腫は，頸部に発生する非常に稀な胚細胞腫瘍である．小児期/乳児期の奇形腫の約3％を占めると考えられており，発生率は新生児で約1：20000〜40000の出生と推定されている[13]．奇形腫は3つの胚葉由来の組織を含む腫瘍で，成熟型と未熟型があり，多くは良性である．成人例では悪性が多い傾向がある．病理組織学的には神経組織が最も一般的で，約35％の症例で甲状腺組織も含む．臨床症状は頸部腫脹，気道閉塞による呼吸困難，嚥下障害，羊水過多（胎児期）が多い．主な治療法は外科的切除で，予後良好である．

画像所見 多くの場合，超音波検査で診断される．MRIでは，T1強調像とT2強調像で不均一な信号強度を示す複雑な腫瘤として描出される．充実成分と嚢胞成分が混在し，脂肪成分は高信号を呈する．約50％の症例で石灰化が認められる[14]．多房性，多隔壁性の外観を呈することが多く，拡散強調像で充実成分の拡散制限を示すことがある．

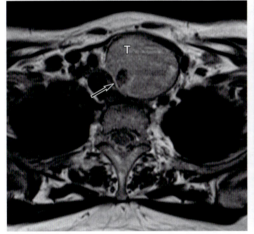

A T2強調像

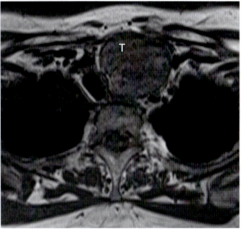

B T1強調像

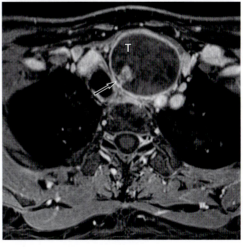

C 造影後脂肪抑制T1強調像

図7 40歳台，女性　奇形腫
6年前から健診で指摘されていた頸部腫瘤．無症状．
A〜C：左上部気管傍に長径6cm大の境界明瞭な腫瘤性病変（T）を認める．腫瘤は被膜様構造を有し，T2強調像で大半が高信号域を呈し，一部充実部分を有している（**A**；→）．T1強調像（**B**）では筋肉よりやや高信号域を呈し，わずかに脂肪成分も含有している．造影後脂肪抑制T1強調像にて，充実部分に一致した造影増強効果を認める（**C**；→）．

1章 特徴的画像所見からみる頭頸部病変

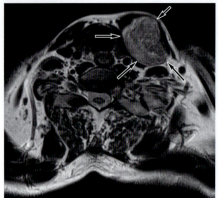

A T2強調像

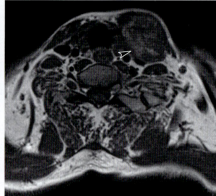

B T1強調像（in phase）

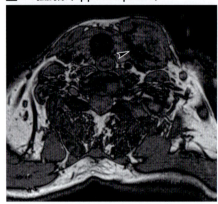

C T1強調像（opposed phase）

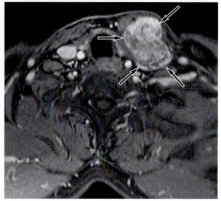

D 造影後脂肪抑制T1強調像

図8 60歳台，男性
異所性過誤腫性胸腺腫
3か月前から左頸部腫瘤を自覚．
A：左胸鎖乳突筋の背側に長径4cm大の境界明瞭な腫瘤性病変を認める（→）．腫瘤内部の信号は不均一で，不均一な淡い高信号域を呈する．
B，C：in phase（B）で高信号域を示す領域が，opposed phase（C）で低信号を示し，微量な脂肪成分の存在が示唆される（▶）．
D：腫瘍全体に不均一な造影増強効果を認める（→）．

2 異所性過誤腫性胸腺腫（ectopic hamartomatous thymoma；EHT）（図8）

　EHTは，中年成人の下頸部に発生する稀な良性腫瘍である．臨床的特徴として，鎖骨上部，胸骨上部・前部などに緩慢に成長する無痛性の腫瘤として出現する．病理組織学的には，紡錘形細胞，上皮成分，脂肪細胞の3つの組織成分の混在が特徴的である．治療の第一選択は完全外科切除であり，予後は一般に良好である．最近の研究では，一部の症例で*HRAS*遺伝子変異が同定されている．名称に"胸腺腫"とあるが，実際には胸腺組織や胸腺腫との関連はなく，胚発生時の鰓弓装置由来と考えられている[15]．頸部下部，特に胸骨上窩付近に位置する境界明瞭な腫瘤として描出され，内部は不均一で，脂肪成分と軟部組織成分が混在する．

　画像所見 MRIではT1強調像・T2強調像で不均一な信号強度を示し，脂肪抑制像で部分的に信号が抑制される領域がみられる．EHTを構成する紡錘形細胞，上皮成分，脂肪組織の混在を反映している．画像所見のみでEHTと確定診断することは困難であるが，下頸部腫瘤の鑑別診断として念頭に置く必要がある．

3 唾液腺の脂肪変性（図9）

　唾液腺の脂肪変性の主な原因は，加齢，自己免疫疾患（Sjögren症候群など），代謝異常，ウイルス感染（HIV感染など），アルコール多飲があり，これらの要因が単独または複合的に作用し，唾液腺組織の脂肪変性を引き起こす．

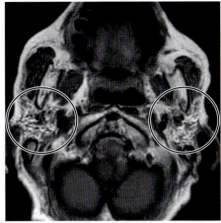
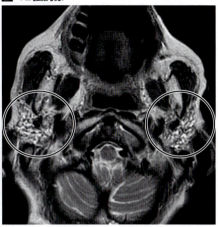

図9 80歳台，女性 唾液腺の脂肪変性
10年前からSjögren症候群と診断されている．
A，B：両側耳下腺（○印）はびまん性に萎縮し，T1強調像（A）では脂肪変性を示す不均一な高信号域を認め，T2強調像（B）で皮下脂肪より明瞭な点状の高信号域を認め，いわゆるsalt and pepper appearanceを示す．

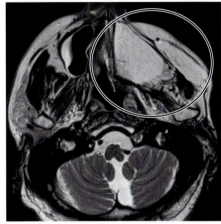
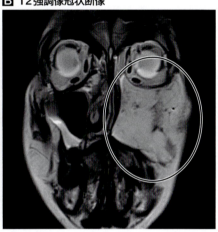

図10 60歳台，男性 外科手術後の再建皮弁
左鼻腔腺様嚢胞癌にて上顎全摘および遊離腹直筋皮弁再建術後．
A，B：左上顎部に再建皮弁（○印）を認め，皮弁内部は大半が皮下脂肪と等信号域を示し，内部に線維成分や血管構造を含有する．

画像所見　CTでは，唾液腺内に脂肪組織の増加を示す低吸収域が増加する．進行例では，石灰化や嚢胞形成がみられることがある．MRIでは，T1強調像・T2強調像で唾液腺内に不均一な信号強度分布（salt and pepper appearance）がみられ[16]，脂肪抑制像では脂肪変性を示す低信号域が増加し，明らかな造影増強効果を認めない．

4 外科手術後の再建皮弁（図10）

　頭頸部癌の再建手術で使用頻度の高い主な皮弁は，遊離前腕皮弁，遊離腹直筋皮弁，遊離前外側大腿皮弁，遊離腓骨皮弁，大胸筋皮弁などがある．これらの皮弁は，欠損の大きさや部位，必要な組織の種類などに応じて選択される．遊離皮弁は筋肉，皮膚，筋膜，脂肪，骨などの組み合わせで構成され，術前には筋肉だけでなく，骨の状態や血管の走行についても評価が必要である．術後には，皮弁−受容床界面が腫瘍再発の最も一般的な部位として，結節，腫瘤，局所的な明瞭な造影増強効果がないかを注意深く観察する必要がある．その他に評価すべき合併症として，皮弁壊死，瘻孔形成，感染・膿瘍，血腫・漿液腫が挙げられる．

1章 特徴的画像所見からみる頭頸部病変

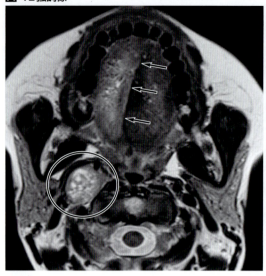

A T2強調像

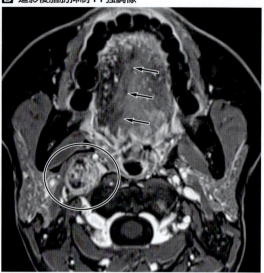

B 造影後脂肪抑制T1強調像

図11 40歳台，女性　舌下神経麻痺による脱神経化
2年前から舌偏位を自覚．
A，B：右舌半分（→）はT2強調像（**A**）で不均一な高信号域を呈し，やや左側に偏位している．造影後脂肪抑制T1強調像（**B**）で左側に比して造影不良を示し，脂肪変性を示す．右傍咽頭間隙に長径4cm大の境界明瞭な腫瘤性病変（○印）を認め，腫瘤内部はT2強調像（**A**）で低信号と高信号域が混在し，造影後脂肪抑制T1強調像（**B**）で辺縁優位に異常造影増強効果を呈する．舌下神経管に連続しており，舌下神経鞘腫による舌下神経麻痺に伴う舌右側の脱神経を示す．

5 脳神経麻痺による脱神経化（図11）

　脳神経麻痺による脱神経は，脳神経の損傷や機能障害により神経と筋肉間の信号伝達が遮断される状態である．主な症状は，筋力低下，筋萎縮，反射消失，感覚障害などである．動眼神経麻痺や外転神経麻痺による眼球運動障害や，顔面神経麻痺による顔面筋麻痺の他，舌下神経麻痺による舌萎縮と舌運動障害が挙げられる．診断には神経学的診察，画像検査，筋電図検査などが用いられる．特に，舌下神経麻痺による舌の脱神経化では，患側の舌に筋萎縮に伴う脂肪変性を認める．
　画像所見　MRIでは，T1強調像・T2強調像で舌半分が脂肪変性を示す高信号域を呈す．慢性期には，患側舌の体積減少と舌の非対称性を認める[17]．

おわりに

　頭頸部領域の脂肪を含有する病変や脂肪に変化を来す疾患は様々な種類があるが，画像診断では，CTとMRIを用いて脂肪成分を同定することが最も重要である．日常診療においては，特徴的な画像所見を来す疾患よりも，画像所見が類似した疾患に遭遇することが多いので，腫瘍の形状や内部性状などの他，臨床症状や臨床経過などを含めて総合的に判断する必要がある．

■■■文献■■■

1) Sbaraglia M, Bellan E, Dei Tos AP: The 2020 WHO classification of soft tissue tumours: news and perspectives. Pathologica **113**: 70-84, 2021.

2) Eggers H, Börnert P: Chemical shift encoding-based water fat separation methods. J Magn Reson Imaging **40**: 251-268, 2014.

3) Kale HA, Prabhu AV, Sinelnikov A, et al: Fat: friend or foe? A review of fat-containing masses within the head and neck. Br J Radiol **89**: 20150811, 2016.

4) Schranz AL, Riordan F, Dolan R, et al: Retrospective analysis of radiological investigation of surgically excised head and neck lipomas. Eur Arch Otorhinolaryngol **281**: 4333-4339, 2024.

5) Furlong M, Fanburg-Smith J, Miettinen M: The morphologic spectrum of hibernoma: a clinicopathologic study of 170 cases. Am J Surg Pathol **25**: 809-814, 2001.

6) Tsuchiya T, Osanai T, Ishikawa A, et al: Hibernomas show intense accumulation of FDG positron emission tomography. J Comput Assist Tomogr **30**: 333-336, 2006.

7) Kransdorf MJ, Larsen BT, Goulding KA, et al: Angiolipoma: a review of 778 lesions in 344 patients. Skeletal Radiol **52**: 541-552, 2023.

8) Ohshima Y, Nishio J, Nakayama S, et al: Spindle cell lipoma and pleomorphic lipoma: an update and review. Cancer Diagn Progn **3**: 282-290, 2023.

9) Lee ATJ, Thway K, Huang PH, et al: Clinical and molecular spectrum of liposarcoma. J Clin Oncol **36**: 151-159, 2018.

10) Kransdorf MJ, Bancroft LW, Peterson JJ, et al: Imaging of fatty tumors: distinction of lipoma and well-differentiated liposarcoma. Radiology **224**: 99-104, 2002.

11) O'Donnell PW, Griffin AM, Eward WC, et al: Can experienced observers differentiate between lipoma and well-differentiated liposarcoma using only MRI? Sarcoma **2013**: 982784, 2013.

12) Nishio J, Nakayama S, Nabeshima K, et al: Biology and management of dedifferentiated liposarcoma: state of the art and perspectives. J Clin Med **10**: 3230, 2021.

13) Shine, NP, Sader C, Gollow I, et al: Congenital cervical teratomas: diagnostic, management and postoperative variability. Auris Nasus Larynx **33**: 107-111, 2006.

14) Mohanty MK, Sahu P, Jaiswal AA, et al: A huge immature cervical teratoma; antenatal diagnosis, and its management-an unusual entity. J Clin Neonatol **2**: 42-45, 2013.

15) Sato K, Thompson LDR, Miyai K, et al: Ectopic hamartomatous thymoma: a review of the literature with report of new cases and proposal of a new name: biphenotypic branchioma. Head Neck Pathol **12**: 202-209, 2017.

16) Takashima S, Takeuchi N, Morimoto S, et al: MR imaging of Sjögren syndrome: correlation with sialography and pathology. J Comput Assist Tomogr **15**: 393-400, 1991.

17) Kamath S, Venkatanarasimha N, Walsh MA, et al: MRI appearance of muscle denervation. Skeletal Radiol **37**: 397-404, 2008.

1章 特徴的画像所見からみる頭頸部病変

6 出血

山内英臣，馬場 亮，尾尻博也

- 頭頸部領域の画像診断において，出血，ヘモジデリン沈着は，様々な疾患の性質や病態を反映する重要な所見である．
- 出血の機序・原因には，腫瘍，局所血管障害，感染，術後や放射線治療後変化などがある．

頭頸部の解剖は複雑で，多様な疾患・病態が発生する．頭頸部領域においても，出血，ヘモジデリン沈着は特徴的な画像所見のひとつである．出血は，腫瘍，局所血管障害，感染，術後，放射線治療などに起因して生じる．出血は様々な疾患の性質や病態を反映する画像所見であり，画像診断上，有用な情報をもたらす．本項では，出血，ヘモジデリン沈着の所見を特徴とする頭頸部疾患の画像診断を概説する．

1 出血を示す疾患・病態・変化

頭頸部疾患での出血，ヘモジデリン沈着の発生機序として，腫瘍，局所血管障害，感染，術後や放射線治療後などに伴う変化が考慮される．動脈瘤様骨嚢腫，血瘤腫（器質化血腫），粘膜悪性黒色腫，Warthin腫瘍，コレステリン肉芽腫，内耳出血，血管・リンパ管奇形，術後出血・血腫，内リンパ嚢腫瘍などが，出血，ヘモジデリン沈着の画像所見を呈する代表的な頭頸部疾患として挙げられる（表）．

血腫のMRI信号は時間経過とともに変化し，ヘモグロビンの代謝過程に影響する．出血によりヘモグロビンが血管外に漏出すると，オキシヘモグロビンからデオキシヘモグロビンに変化し，さらに酸化により，メトヘモグロビン，ヘモジデリンへと変化する[1]．T1強調像での高信号はメトヘモグロビンを反映し，T2強調像では低～高信号と多彩な信号変化を示す．T1強調像，T2強調像ともに低信号の場合は，ヘモジデリン沈着を反映する．また，液面形成は，（嚢胞内，腔内の）出血を示唆する画像所見とされる．

表 出血を来しやすい腫瘍・腫瘍類似疾患

・動脈瘤様骨嚢腫
・血瘤腫
・粘膜悪性黒色腫
・Warthin腫瘍
・コレステリン肉芽腫　など

2 各領域の病変における出血の発生機序

動脈瘤様骨嚢腫の病因は明らかではないが，血管障害に起因した反応性病変，外傷後の異常修復過程と考えられている．血管障害に伴い骨内圧が上昇し，骨破壊や拡大を引き起

6 出 血

こす[2)3)]．病理組織学的には，血液で充満された多くの腔からなる．一方，血瘤腫は，何らかの原因により繰り返す出血や炎症により器質化した血腫である．

腫瘍に随伴する出血は腫瘍内出血と腫瘍外出血に分けられ，腫瘍内出血では時に液面形成を生じ，腫瘍外出血は多血性腫瘍でしばしば生じる．中耳では，換気経路が遮断されることで閉鎖腔となり，閉鎖腔の陰圧を背景に粘膜浮腫が生じて血液が漏出するとされる[4)]．

3 出血・血腫，ヘモジデリン沈着を示す代表的疾患・病態

以下に，出血・血腫，ヘモジデリン沈着を呈しうる代表的疾患・病態を示す．

1 動脈瘤様骨嚢腫 (aneurysmal bone cyst；ABC)

破骨細胞型巨細胞を含む線維性隔壁で隔てられ，血液で満たされた単房性または多房性嚢胞腔からなる膨張性，溶骨性病変である[5)]．比較的稀な良性骨病変で，典型的には20歳以前の長骨に発生する．頭頸部発生はABCの2％と稀で，下顎骨や上顎骨が多く，副鼻腔発生もみられる[6)7)]．病因は明らかではないが，静脈閉塞や血栓あるいは動静脈奇形などの血管障害に起因した反応性病変，外傷後の異常修復過程と考えられている．血管障害に伴う骨内圧の上昇は，骨破壊や拡大を引き起こす[2)3)]．最近では，ユビキチン特異的プロテアーゼ6 (ubiquitin-specific protease 6；*USP6*) 癌遺伝子との関与が報告されている[8)]．また，ABC様の嚢胞性出血性変性を来す鑑別疾患として，骨芽細胞腫，骨巨細胞腫，線維性異形成などの他の線維性骨病変，骨肉腫などが挙げられる．*USP6*癌遺伝子の再配列は毛細血管拡張性骨肉腫および巨細胞性肉芽腫とABCとの鑑別に役立つことが，最近報告されている[7)]．病理組織学的には，境界明瞭で線維性隔壁に分けられた，血液が充満する多くの腔をもつ．線維性隔壁の厚みは様々で，紡錘形細胞の増殖に多核巨細胞や反応性の未熟な骨を伴う．

画像所見 CTとMRIは，病変の範囲，内部性状を評価するのに重要である．辺縁明瞭で膨張性，分葉状あるいは隔壁を有する嚢胞性骨病変として認められ，内部に液面形成を伴う．CTでは骨皮質縁の骨再構築が認められる[9)]．液面形成（図1）はABCの特徴であり，出血の時間経過により信号強度が変化し，内部信号は多彩にみられる[10)]．嚢胞壁はヘモジデリン沈着によりT2強調像で低信号を呈する．辺縁や隔壁の造影増強効果を認める[11)]．

2 血瘤腫 (organized hematoma)

血瘤腫は，上顎洞を中心とした鼻副鼻腔に繰り返す出血や炎症による器質化血腫が腫瘤化したもので，非腫瘍性良性腫瘤である．病態は十分には解明されていないが，何らかの原因により洞内の出血が生じ，壊死，線維増生，硝子変性が起こり，血管新生，血管拡張が引き起こされ，線維増生により厚い被膜に覆われ吸収されなくなる．さらに内部で出血が繰り返されることにより徐々に増大し，隣接する構造の骨吸収を引き起こすと考えられている[12)13)]．鼻内手術治療が行われ，術前塞栓術は通常は必要としない．

画像所見 画像上，上顎洞やや内側の単中心性膨隆性腫瘤として認められる．CTでは軟部濃度腫瘤として認められ，腫瘤辺縁に隣接する骨の菲薄化を伴う．MRIでは繰り返す出血を反映して，メトヘモグロビンがT1強調像で内部に一部混在する高信号としてみられ，T2強調像では，ヘモジデリン沈着による腫瘤辺縁の低信号帯と，内部は低信号と高信号の混在で顕著な不均一性を示すことが特徴的で，診断に有用である（図2）．造影CT，造影MRIともに，腫瘤内部は不均等な造影増強効果，結節状・乳頭状の造影効果を示す[14)]．

1章 特徴的画像所見からみる頭頸部病変

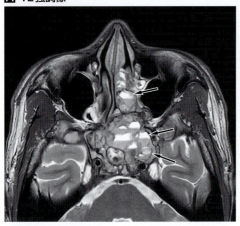

A T2強調像

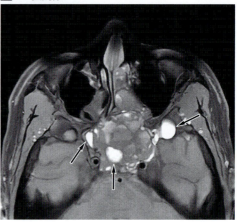

B T1強調像

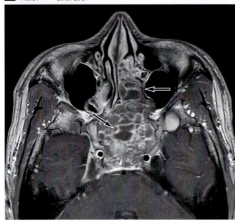

C 造影T1強調像

図1 10歳台後半, 男性　動脈瘤様骨囊腫
A：蝶形骨洞〜左鼻腔に膨隆する隔壁を有する囊胞性腫瘤を認める．液面形成がみられる（→）．
B：出血を反映して，囊胞内に一部高信号を認める（→）．
C：腫瘤内の隔壁は造影増強効果を示す（→）．

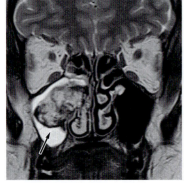

A T2強調冠状断像

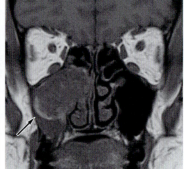

B T1強調冠状断像

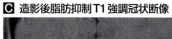
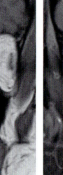

C 造影後脂肪抑制T1強調冠状断像

図2 50歳台, 女性　右上顎洞の血瘤腫
A：右上顎洞内側〜鼻腔に膨隆する腫瘤を認める．ヘモジデリン沈着により，腫瘤辺縁の低信号帯（→）と内部の不均一な高信号を示す．
B：繰り返す出血を反映して，メトヘモグロビンが内部に一部混在する高信号を認める（→）．
C：腫瘤辺縁の造影増強効果が乏しく，腫瘤内部は不均等な造影増強効果を認める．

6 出血

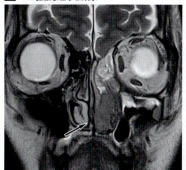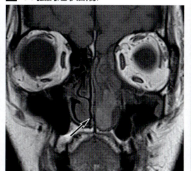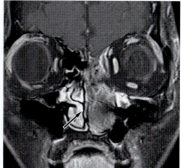

A：T2強調冠状断像　B：T1強調冠状断像　C：造影後脂肪抑制T1強調冠状断像

図3　50歳台，男性　左鼻腔の粘膜悪性黒色腫
A：左鼻腔に灰白質と等信号を示す腫瘤を認める（→）．
B：同腫瘤は灰白質より高信号を認め（→），メラニン色素を反映する．
C：同腫瘤は造影増強効果を認める（→）．

3 粘膜悪性黒色腫 (mucosal malignant melanoma)

　胎生期に迷入したメラノサイト由来の上皮性悪性腫瘍とされている．頭頸部では鼻副鼻腔原発が多く，特に中・下鼻甲介付近の鼻中隔の頻度が高い．口腔，咽喉頭，耳管にも発生する．5年生存率は20〜50％であり，リンパ節転移や遠隔転移しやすく，悪性度の高い腫瘍である[15)〜18)]．メラニンの存在から臨床所見で黒色の粘膜病変として発見されるが，メラニンを産生しない無色素性腫瘍も約半数存在する．

画像所見　MRIでは，メラニン含有量の多い有色素性病変や腫瘍内出血を含む腫瘍で，T1強調像で灰白質より等〜高信号，T2強調像で灰白質より等〜低信号を呈する．T1強調像の高信号の程度は，メラニン色素の含有によるとされている（図3）[19)]．メラニンによるparamagnetic effectよりも出血の方が，T1短縮効果がより強く影響するとされている[20)]．血管に富む腫瘍で造影後に強い増強効果を呈し，腫瘍外出血を来す場合もある．二次性に副鼻腔に出血の貯留を認める場合もある．また，腫瘍内のメラニンや出血の不均一な分布と線維性バンドが交互に存在することを反映し，造影T1強調像における隔壁パターンも診断に有用な所見と報告されている[21)]．一方で，無色素性病変はT1強調像で低信号，T2強調像で高信号と非特異的な信号であり，扁平上皮癌などの他の腫瘍との鑑別は困難である．

4 Warthin腫瘍 (Warthin tumor)

　耳下腺で2番目に多い良性腫瘍で，代表的な腫瘍性囊胞性疾患であり，典型的には喫煙歴のある中高年男性の耳下腺尾部に生じる．耳下腺外の発生は稀であるが，耳下腺被膜の形成は尾部では不完全な場合も多く，尾部実質内のみではなく尾部領域に発生する．喫煙と関連があり，喫煙者の発生率は非喫煙者と比較して高い．10〜20％で多発性，約10％で両側性の発生を示す．多形腺腫と異なり悪性化はきわめて稀で，しばしば経過観察される．

画像所見　典型例では，CT・MRIで耳下腺尾部周囲の境界明瞭な類円形腫瘤として認められ，しばしば囊胞成分を伴う．囊胞成分は通常の水信号の他，出血や高蛋白内容を反映してT1強調像で高信号，T2強調像でほぼ無信号を呈する場合もある（図4）．充実部分はT2強調像，STIR像で低〜中等度高信号を呈する．また，拡散強調像でADC低値，ダイナミックMRIでは早期濃染およびwash outを呈する．出血性の囊胞成分を伴う耳下腺悪性腫瘍

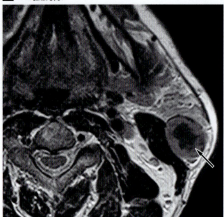
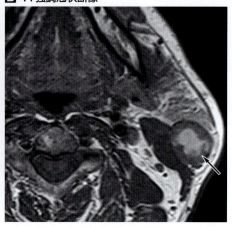

図4 60歳台，男性　Warthin腫瘍
A：左耳下腺尾部に境界明瞭な楕円形腫瘤を認め，内側後方で左胸鎖乳突筋を圧排する．辺縁は中等度高信号主体で，低信号が混在し，中心部には無信号を伴う（→）．
B：同腫瘤はやや低信号，内部に高信号を伴い（→），出血や高蛋白内容を反映する．

では，腺房細胞癌も鑑別となる．

5 側頭骨コレステリン肉芽腫(cholesterol granuloma of temporal bone)

　一般に，コレステリン結晶に対する異物反応により肉芽腫の形成を来した疾患とされる[22]．全身に発生しうるが，中耳が好発部位で，乳突洞，乳突蜂巣，錐体骨尖部にも発生する．耳閉塞感，緩徐に進行する伝音性難聴を訴え，鼓膜は暗青色を呈する．成因は不明であるが，①中耳の換気障害・排泄障害によるものと，②骨髄の露出によるとの説がある[4,23]．①は，中耳の換気経路が遮断されることで閉鎖腔が構成され，閉鎖腔の陰圧を背景に粘膜浮腫が生じ血液が漏出し，血漿成分からコレステリン結晶が生成され，異物反応により肉芽腫が形成されると考えられている．②は，錐体骨尖部に過剰な含気蜂巣が形成され，血液の豊富な骨髄と粘膜が接し易出血性となり，生じた血塊などにより，閉塞腔が形成される．内腔に貯留したヘモジデリンやコレステリン結晶により，肉芽組織が形成されると考えられている．本症は滲出性中耳炎や真珠腫，様々な慢性中耳疾患，術後に続発して認められる．中耳，乳突洞，乳突蜂巣のコレステリン肉芽腫の大部分は骨侵食性変化を示さないのに対して，錐体骨尖部に生じるものは膨張性変化・骨侵食性変化および嚢胞変性を示す．

画像所見　MRIのT1強調像で繰り返す出血性変化を反映する高信号が診断に重要で，T2強調像での信号強度は様々である（図5）[24]．T2強調像でも高信号を呈する場合は，メトヘモグロビンを反映する．ヘモジデリン沈着がある場合，T2強調像で低信号を伴うこともある[25]．CTでは，錐体骨尖部の膨張性腫瘤は薄い骨壁に囲まれる（図6）．骨壁の吸収により途絶し，硬膜が嚢胞壁をなし，頭蓋内と隣接する場合がある．錐体骨尖部の膨張性腫瘤の鑑別として類上皮腫が挙げられるが，T1強調像で低信号を示すためコレステリン肉芽腫と鑑別可能である．

6 内耳出血(inner ear hemorrhage)

　特発性内耳出血は突発性難聴やめまいの原因となり，突発性難聴と同様に外傷，凝固障害などの血液疾患，抗凝固薬療法，迷路炎などで報告されている[26〜28]．ヘモグロビン分解

6 出血

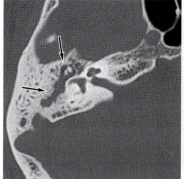

図5 30歳台，男性　右鼓室，乳突洞のコレステリン肉芽腫
A：右鼓室，乳突洞に軟部濃度を認める（→）．
B〜D：T2強調像（B），T1強調像（C）で，右鼓室，乳突洞に高信号（→），non-EPI拡散強調像（D）で小脳半球と等信号を示し，繰り返す出血性変化を反映する．
non-EPI：non-echo planar imaging

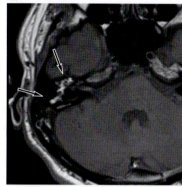
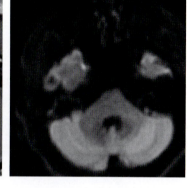

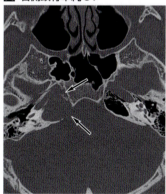
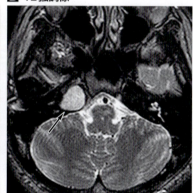
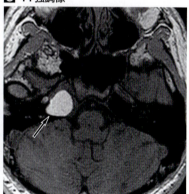

図6 10歳台後半，男性　右錐体骨尖部のコレステリン肉芽腫
A：右錐体骨尖部に膨張性腫瘤を認め，前方で右頸動脈管を圧排，内側で後頭蓋窩に膨隆し，ともに骨欠損（→）を伴う．
B，C：同腫瘤は高信号を示し（→），繰り返す出血性変化を反映する．

産物の局所的影響，蝸牛構造への血液供給不足が，蝸牛損傷の原因となる可能性が報告されている[29]．

画像所見　MRIでは，内耳にT1強調像，3D-FLAIR像で高信号を呈し，メトヘモグロビンや高蛋白成分を反映していると考えられる（図7）[30]．超急性期には，特徴的な信号変化を示さない可能性がある．T1強調像と比べて，3D-FLAIR像は血液成分や蛋白成分により鋭敏で，軽度の出血などの検出に優れる．造影MRIで内耳に造影増強効果を認めない．急性

1章 特徴的画像所見からみる頭頸部病変

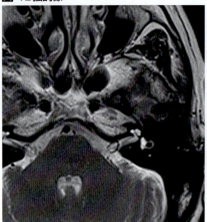
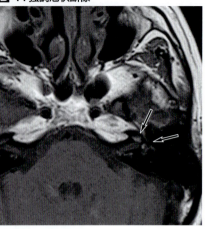

A T2強調像　　**B** T1強調冠状断像

図7 70歳台，女性　内耳出血
A，B：左蝸牛，前庭は高信号を示し，内耳出血が示唆される（B；→）．

期の迷路炎も高蛋白成分または炎症性組織により，T1強調像およびFLAIR像で高信号を示すことがあるが，迷路炎は造影MRIで造影増強効果を認めるため，鑑別が可能である．3D-FLAIR像で内耳出血の量が多いほど，聴力障害の程度や予後が悪化すると報告されている[31]．

7 血管・リンパ管奇形（vascular / lymphatic malfromation）

脈管奇形は内皮細胞の増殖を認めない脈管の構造異常で，それぞれの脈管形成にかかわる分子の欠損，過剰発現や受容体の異常活性化などにより，形成異常を来したものである．単純型の脈管奇形は，毛細血管奇形，リンパ管奇形，静脈奇形，動静脈奇形/動静脈瘻などにさらに細分される．頭頸部領域は脈管奇形の好発部位のひとつである．リンパ管奇形，動静脈奇形/動静脈瘻は出血を伴う．リンパ管奇形は異常に拡張したリンパ管からなる脈管奇形で，嚢胞の大きさによりmacrocystic typeとmicrocystic typeに分類される．

画像所見　MRIで嚢胞性腫瘤としてみられ，T1強調像で低信号，T2強調像で高信号を示す．出血に伴う変化や蛋白質の含有量で，T1強調像で中等度〜高信号，T2強調像で低信号を示す場合もある（図8）．嚢胞の隔壁のみが造影増強効果を呈する．動静脈奇形/動静脈瘻は，毛細血管を介さない動静脈の吻合異常である．動静脈奇形は動脈と静脈が異常血管の集合体であるnidusを介して吻合するが，動静脈瘻は動脈と静脈の間の直接の吻合である．CT・MRIでは，動静脈奇形の拡張した流入動脈やnidusを認める．シャント血流の増加に伴い，出血を合併することがある．

8 術後出血・血腫（postoperative bleeding / hematoma）

術後出血・血腫のほとんどは治療後初期に発生する．男性，人種（黒色人種），4つ以上の併存疾患，凝固障害，口腔・中咽頭および喉頭・下咽頭の外科的手術例では，術後頸部血腫の発生率が高く，さらに，遊離皮弁を受けた人は術後頸部出血のリスクが高いと報告されている[32]．頸部の術後血腫は，血腫による頸部静脈の圧迫で静脈還流障害が増悪し，喉頭浮腫を引き起こす．また，遊離皮弁再建であれば，血腫による圧迫で再建血管の閉塞を引き起こす．

6 出血

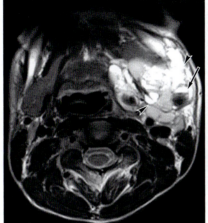
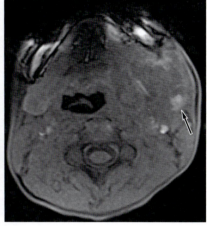

図8 10歳台前半，男性　顎下部のリンパ管奇形
A：左顎下部，左顎下腺背側，胸鎖乳突筋前方に囊胞性腫瘤を認め，液面形成（→），隔壁構造（▶）を伴う．
B：囊胞内の一部に，出血を反映した高信号を認める（→）．

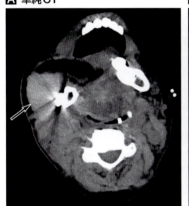
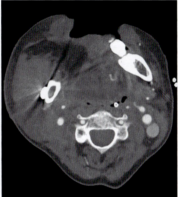
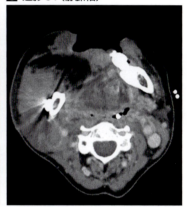

図9 70歳台，女性　術後頸部血腫
右下歯肉癌に下顎右側区域切除後，腓骨皮弁再建後，プレート再建後．
A：残存右下顎枝外側，皮弁後方に高吸収域を示す腫瘤を認める（→）．
B，C：同腫瘤に造影剤の血管外漏出，造影増強効果を認めない．

画像所見　CTで，術後血腫は切除部周囲，皮弁辺縁に限局した高吸収域で認められる（図9，10）．一方で，**遅発性に生じる頸動脈破裂症候群（carotid blowout syndrome；CBS）は，頭頸部腫瘍に対する放射線治療後数年〜数十年経過してから動脈破裂を引き起こす致死性疾患として知られている**．原発腫瘍，再発腫瘍，術後合併症，放射線治療，またはこれらの因子の組み合わせは，動脈壁を損傷し，動脈壁の壊死を引き起こす．CT・MRIでCBSの直接的および間接的所見は，頸動脈に及ぶ粘膜壊死または潰瘍形成（頸部軟部組織または腫瘍の造影不良域），仮性動脈瘤，動脈露出または動脈に隣接あるいは取り囲む腫瘍（360°）などが挙げられる（図10，11）．造影剤の血管外漏出による活動性出血は直接的所見である[33]．腫瘍が血管を360°取り囲む場合は，出血リスクが高いとされる[34]．

1章 特徴的画像所見からみる頭頸部病変

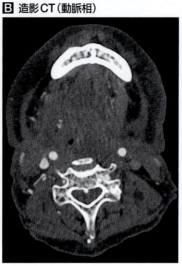
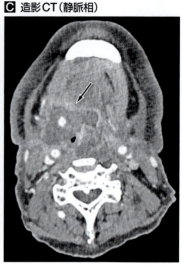
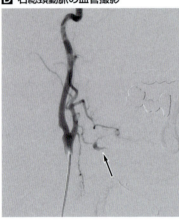

図10 70歳台，男性　術後出血・血腫
声門上癌放射線治療後再発に喉頭全摘後，左頸部郭清術後．
A：舌根右側に気腫を伴う高吸収域（▶）と低吸収域の混在を伴う腫瘤（→）を認める．
B，C：同腫瘤内部に造影剤の血管外漏出の増加を認め（C；→），出血が示唆される．
D：舌動脈からの造影剤の血管外漏出を認める（→）．

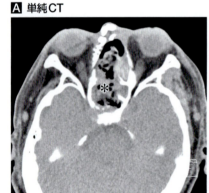
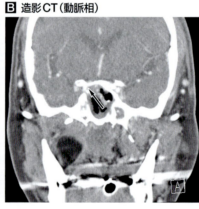
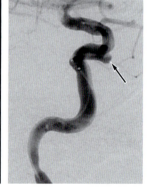

図11 60歳台，男性　carotid blowout syndrome
右鼻腔癌に化学放射線治療後再発に拡大上顎全摘，腹直筋皮弁再建後，メッシュプレート眼窩底再建後．
A：蝶形骨洞，篩骨洞に高吸収域と低吸収域の混在（＊）を認め，血液成分が疑われる．
B：蝶形骨洞の右側壁の骨欠損，同部に石灰化を伴う内頸動脈の露出（→）を認める．
C：右内頸動脈に仮性動脈瘤を認め（→），同部から出血が考慮される．

6 出血

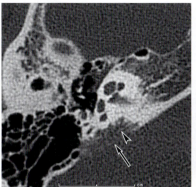
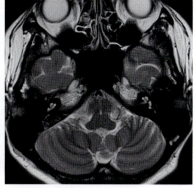
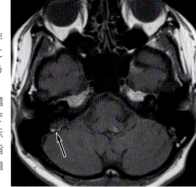
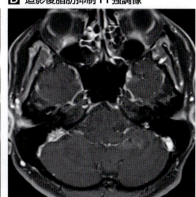

図12 40歳台，女性
内リンパ嚢腫瘍
A：錐体骨後面右側に骨破壊を伴う腫瘤を認める(→)．腫瘤内部に一部取り残された骨構造を伴う(▷)．
B～D：T2強調像(B)で同腫瘤は脳実質と等信号，T1強調像で脳実質と等信号，辺縁に出血を示唆する高信号(C：→)，造影後脂肪抑制T1強調像(D)で造影増強効果を示す．

9 内リンパ嚢腫瘍(endolymphatic sac tumor)

　側頭骨錐体部後面に位置する内リンパ嚢/管に関連した上皮性腫瘍で，多くは孤発性であるが，von Hippel Lindau(VHL)病に合併することが知られている[35]．VHL病の合併例では15～30%が両側性である．血管成分に富む多血性腫瘍であり，内部に出血を伴うことが多い．難聴，耳鳴，めまいなどが主な症状である．病理組織学的に乳頭状，囊胞状で，骨浸潤または骨再構築を伴う．囊胞腔には，血液成分，分泌物，赤血球が含まれる[35]．局在が特徴的で，前庭水管を中心とした錐体骨後面に認められる．

画像所見　CTでは，錐体骨後面を中心とする骨破壊，軟部濃度腫瘤として認められ，比較的緩徐に増大する腫瘍であり，腫瘍内部に取り残された骨構造が石灰化にみえることがある[36)37)]．MRIでは，T1強調像で辺縁優位に出血，高蛋白成分を反映して高信号として認められる(図12)[36)37)]．T2強調像で，高信号を背景として内部に網状の低信号を伴う．多血性を反映して，比較的強い造影増強効果がみられる．大きな病変では，内部にflow voidを伴うこともある．側頭骨の多血性腫瘍ではグロムス腫瘍，転移性腫瘍(腎癌や甲状腺癌)が鑑別に挙げられるが，特徴的な局在とT1強調像での高信号が鑑別に有用である．

おわりに

　出血，ヘモジデリン沈着を示す頭頸部領域の代表的疾患や病態について，臨床的特徴とともに画像診断を解説した．

1章 特徴的画像所見からみる頭頸部病変

■■■文献■■■

1) Bradley WG: MR appearance of hemorrhage in the brain. Radiology **189**: 15-26, 1993.
2) Jaffe HL: Aneurysmal bone cyst. Bull Hosp Joint Dis **11**: 3-13, 1950.
3) Lichtenstein L: Aneurysmal bone cyst; observations on fifty cases. J Bone Joint Surg Am **39-A**: 873-882, 1957.
4) Razek AA, Huang BY: Lesions of the petrous apex: classification and findings at CT and MR imaging. RadioGraphics **32**: 151-173, 2012.
5) Jordan RC, Koutlas IG: Aneurysmal bone cyst. *In* WHO Classification of Tumours Editorial Board (ed); Head and neck tumours [Internet]. WHO classification of tumours series, 5th ed. vol. 9. International Agency for Research on Cancer, Lyon, France, 2023. available at: https://tumourclassification.iarc.who.int/chapters/52.
6) Alghonaim Y, Alsaigh S, Alassiri AH, et al: Case report: aneurysmal bone cyst arising from the anterior ethmoid sinus. Otolaryngol Case Rep **11**: 100112, 2019.
7) McMullen PD, Bridge JA, Blair EA, et al: Aneurysmal bone cyst of the maxillary sinus with usp6 rearrangement: case report of a rare entity and review of the literature. Head Neck Pathol **13**: 281-285, 2019.
8) Panoutsakopoulos G, Pandis N, Kyriazoglou I, et al: Recurrent t(16;17) (q22;p13) in aneurysmal bone cysts. Genes Chromosomes Cancer **26**: 265-266, 1999.
9) Serra A, Gulino A, Di Luca M, et al: Sinonasal aneurysmal bone cyst: article review. Acta Med Medit **33**: 869-873, 2017.
10) Rajeswaran G, Malik Q, Saifuddin A: The role of needle biopsy for focal bone lesions with complete fluid-fluid levels on magnetic resonance imaging. Skeletal Radiol **42**: 765-769, 2013.
11) Mahnken AH, Nolte-Ernsting CCA, Wildberger JE, et al: Aneurysmal bone cyst: value of MR imaging and conventional radiography. Eur Radiol **13**: 1118-1124, 2003.
12) Lee PK, Wu JK, Ludemann JP: Hemorrhagic pseudotumor of the maxillary sinus. J Otolaryngol **33**: 206-208, 2004.
13) Omura G, Watanabe K, Fujishiro Y, et al: Organized hematoma in the paranasal sinus and nasal cavity--imaging diagnosis and pathological findings. Auris Nasus Larynx **37**: 173-177, 2010.
14) Kim EY, Kim HJ, Chung SK, et al: Sinonasal organized hematoma: CT and MR imaging findings. AJNR **29**: 1204-1208, 2008.
15) Wu Y, Zhong Y, Li C, et al: Neck dissection for oral mucosal melanoma: caution of nodular lesion. Oral Oncol **50**: 319-324, 2014.
16) Moya-Plana A, Aupérin A, Obongo R, et al; REFCOR members: Oncologic outcomes, prognostic factor analysis and therapeutic algorithm evaluation of head and neck mucosal melanomas in France. Eur J Cancer **123**: 1-10, 2019.
17) Ascierto PA, Accorona R, Botti G, et al: Mucosal melanoma of the head and neck. Crit Rev Oncol Hematol **112**: 136-152, 2017.
18) Low CM, Price DL, Moore EJ, et al: Nodal and distant metastases in sinonasal mucosal melanoma: a population-based analysis. Laryngoscope **130**: 622-627, 2020.
19) Kim SS, Han MH, Kim JE, et al: Malignant melanoma of the sinonasal cavity: explanation of magnetic resonance signal intensities with histopathologic characteristics. Am J Otolaryngol **21**: 366-378, 2000.
20) Escott EJ: A variety of appearances of malignant melanoma in the head: a review. RadioGraphics **21**: 625-639, 2001.
21) Kim Y-K, Choi JW, Kim HJ, et al: Melanoma of the sinonasal tract: value of a septate pattern on precontrast T1-weighted MR imaging. AJNR **39**: 762-767, 2018.
22) 日本耳鼻咽喉科学会 (編); コレステリン肉芽腫. 耳鼻咽喉科学用語解説集. 金芳堂, p.202, 2010.
23) Jackler RK, Cho M: A new theory to explain the genesis of petrous apex cholesterol granuloma. Otol Neurotol **24**: 96-106, 2003.
24) Pisaneschi MJ, Langer B: Congenital cholesteatoma and cholesterol granuloma of the temporal bone: role of magnetic resonance imaging. Top Magn Reson Imaging **11**: 87-97, 2000.
25) Hoeffner EG, Mukherji SK, Gandhi D (eds); Temporal bone imaging. Thieme, New York, 2008.
26) Kaya S, Hizli Ö, Schachern PA, et al: Effects of intralabyrinthine hemorrhage on the cochlear elements: a human temporal bone study. Otol Neurotol **37**: 132-136, 2016.
27) Schuknecht HF, Igarashi M, Chasin WD: Inner ear hemorrhage in leukemia. A case report. Laryngoscope **75**: 662-668, 1965.
28) Kothari M, Knopp E, Jonas S, et al: Presumed vestibular hemorrhage secondary to warfarin. Neuroradiology **37**: 324-325, 1995.
29) Maines MD: Heme oxygenase: function, multiplicity, regulatory mechanisms, and clinical applications. FASEB J **2**: 2557-2568, 1988.
30) Kim DS, Park DW, Kim TY, et al: Characteristic MR findings suggesting presumed labyrinthine hemorrhage. Acta Otolaryngol **137**: 1226-1232, 2017.
31) Li J, Wang M, Sun L, et al: The correlation analysis of intralabyrinthine haemorrhage magnetic resonance imaging with hearing loss and prognosis: a retrospective analysis of 207 cases. Clin

Otolaryngol **44**: 1096-1100, 2019.

32) Shah-Becker S, Greenleaf EK, Boltz MM, et al: Neck hematoma after major head and neck surgery: risk factors, costs, and resource utilization. Head Neck **40**: 1219-1227, 2018.

33) Lee C-W, Yang C-Y, Chen Y-F, et al: CT angiography findings in carotid blowout syndrome and its role as a predictor of 1-year survival. AJNR **35**: 562-567, 2014.

34) Cannavale A, Corona M, Nardis P, et al: Computed tomography angiography findings can predict massive bleeding in head and neck tumours. Eur J Radiol **125**: 108910, 2020.

35) Thompson LDR, Rodriguez FJ, Mete O, et al: Endolymphatic sac tumour. *In* WHO Classification of Tumours Editorial Board(ed); Head and neck tumours [Internet]. WHO classification of tumours series, 5th ed. vol. 9. International Agency for Research on Cancer, Lyon, France, 2023. available at: https://tumourclassification.iarc.who.int/chapters/52.

36) Patel NP, Wiggins RH 3rd, Shelton C: The radiologic diagnosis of endolymphatic sac tumors. Laryngoscope **116**: 40-46, 2006.

37) Poletti AM, Dubey SP, Barbò R, et al: Sporadic endolymphatic sac tumor: its clinical, radiological, and histological features, management, and follow-up. Head Neck **35**: 1043-1047, 2013.

1章 特徴的画像所見からみる頭頸部病変

7 MRIの信号強度

金谷本真，藤間憲幸

Key Point

- 多くの疾患はT2強調像で高信号，T1強調像で低信号を示し，非特異的である．
- 一部の疾患において，T2強調像で低信号またはT1強調像で高信号を示し，鑑別の一助となる．
- 拡散強調像は特定の疾患で強い高信号を示し，鑑別に有用である．

はじめに

　頭頸部疾患は，組織学的診断が比較的容易な場合が多い．一方で，検体採取が困難な位置に病変がある場合，画像的な質的診断が重要である．局在・進展形態・内部性状を総合して診断を行うが，内部性状の評価は特にMRIが有用である．MRI上，非特異的な信号パターン（T2強調像で高信号，T1強調像で低信号）を示す疾患が多数だが，一部の疾患ではT2強調像で低信号，またはT1強調像で高信号，あるいはその両方を示す．また，拡散強調像の強い高信号とADCの低下も重要な特徴である．本項では，これらMRIの特徴的な信号情報が鑑別に有用となりうる疾患群を概説する（表）．

1 T2強調像で低信号を示す疾患

1 デスモイド型線維腫症（desmoid fibromatosis）

　線維芽細胞性増殖性の腫瘍である．病理組織学的には良性であり，転移することはないが，局所的に浸潤性に増殖し，再発傾向も強い．頸部軟部組織や鼻副鼻腔は，頭頸部領域の好発部位である．全デスモイドの12％が頭頸部に生じる．

画像所見　膨張性または浸潤性に発育する軟部腫瘤として認められる．石灰化を伴うことは稀である．MRIでの信号パターンは，線維芽細胞，膠原線維，粘液基質などの割合により様々に変化する．細胞成分・粘液基質が多い場合はT2強調像で高信号を示すが，時間経過とともに膠原線維が増生してT2強調像で低信号を示す（図1）．T1強調像でも膠原線維を反映した索状の低信号が認められる場合があり，予後良好の因子とされる[1]．頸部においては，主に肉腫との鑑別，鼻副鼻腔においては他の腫瘤性病変（癌や悪性リンパ腫，悪性黒色腫などの悪性病変や，肉芽腫性疾患などの良性病変）との鑑別のため，病理組織学的診断は不可欠となる．

　以前は広範切除が治療の中心だったが，術後の高い再発率（20〜70％）や経時的に自然縮小する場合もあることから，経過観察や薬物治療・放射線治療などの有効性が報告されている[2]．

7 MRIの信号強度

表 T2強調像で低信号，T1強調像で高信号，拡散強調像で強い高信号・ADC低下を示す代表疾患

	成分	代表的な疾患
T2強調像で低信号を示す	線維化・石灰化	・デスモイド型線維腫症 ・多発血管炎性肉芽腫症 ・IgG4関連疾患 ・サルコイドーシス ・異栄養性石灰化
	ヘモジデリン沈着	・血瘤腫
	真菌（菌塊に含有する鉄・マンガンなど）	・菌球形成性を伴う真菌性副鼻腔炎
	ムチン	・アレルギー性真菌性鼻副鼻腔炎 ・好酸球性副鼻腔炎
T1強調像で高信号を示す	高蛋白	・粘液瘤 ・貯留嚢胞
	出血	・甲状腺癌リンパ節転移 ・内耳出血 ・コレステリン肉芽腫
	メラニン	・悪性黒色腫
	脂肪	・類皮嚢胞 ・脂肪腫
拡散強調像で強い高信号・ADC低下を示す	非常に高い細胞密度	・悪性リンパ腫 ・神経内分泌癌
	粘稠な液体	・類皮嚢胞 ・類表皮嚢胞 ・膿瘍・化膿性リンパ節炎

青字：本項で解説する疾患

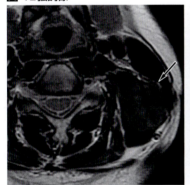 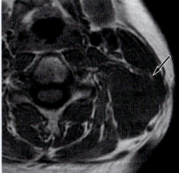 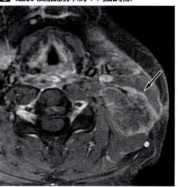

A T2強調像　　**B** T1強調像　　**C** 造影後脂肪抑制T1強調像

図1 40歳台，女性　デスモイド型線維腫症
A〜C：左胸鎖乳突筋背側の筋間を主座として，大部分が境界明瞭な腫瘤を認める（→）．
腫瘤はT2強調像（A）で不均一な低信号を，T1強調像（B）で低信号を示す．造影（C）にて腫瘤の辺縁主体に軽〜中等度の造影効果がみられる（→）．腫瘤と周囲筋との境界は一部不明瞭である．
生検の結果，デスモイド型線維腫症の診断となった．

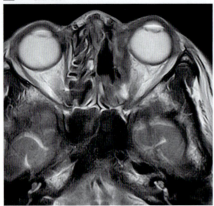
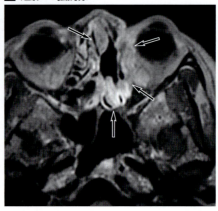

A T2強調像　　**B** 造影T1強調像

図2 70歳台，女性　多発血管炎性肉芽腫症（GPA）
A, B：左眼窩内側壁沿いを主体に軟部組織を認め，T2強調像（A）で不均一に低信号を示し，造影効果を伴う（B；→）．生検で炎症性肉芽組織が採取され，採血でPR3-ANCA陽性であり，GPAと診断された．

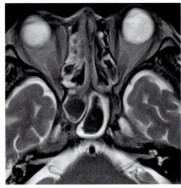
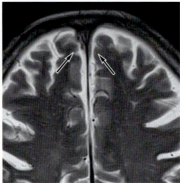
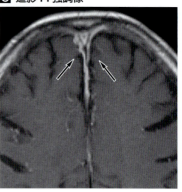

A T2強調像（眼窩中間部レベル）　　**B** T2強調像（半卵円中心レベル）　　**C** 造影T1強調像

図3 60歳台，男性　多発血管炎性肉芽腫症（GPA）
4年前にGPAと診断．ステロイドパルス療法およびシクロホスファミド静注にて寛解していたが，発熱，倦怠感で受診．
A：篩骨洞・蝶形骨洞に粘膜肥厚・液体貯留を認める．
B, C：大脳鎌に造影効果を伴う肥厚を認める（→）．
一元的にGPAの再燃と診断された．

2 多発血管炎性肉芽腫症（granulomatosis with polyangiitis；GPA）

　かつて，Wegener肉芽腫症と呼ばれていた疾患である．病理組織学的には，全身の多発血管炎性肉芽腫症，気道を中心とする壊死性肉芽腫性炎，半月体形成腎炎を呈する．発症に抗好中球細胞質抗体（anti-neutrophil cytoplasmic antibody；ANCA）が関与する．初発の症状は上気道が大半であり，通常は肺，腎の症状より先行する．

　画像所見　頭頸部においては鼻腔，副鼻腔内の粘膜肥厚が高頻度に生じ，腫瘤状の病変（肉芽腫形成）も2割程度で認められる[3]．また，骨破壊・鼻中隔穿孔もしばしば合併する．肉芽腫はT2強調像で低信号，均一な造影効果を示すことが多い（図2）．眼窩内に進展による腫瘤形成や，頭蓋内進展では肥厚性硬膜炎，脳白質病変（血管炎による）などを呈する場合も多い（図3）．留意すべき鑑別診断とそのポイントとして，真菌性副鼻腔炎は骨破壊がみられずに周囲軟部組織へ進展しうる点，悪性リンパ腫はADCの強い低下がある点が重要である．ただし，その他の肉芽腫性疾患（サルコイドーシスや本疾患以外のANCA関連血管炎）との鑑別は時に難しい．

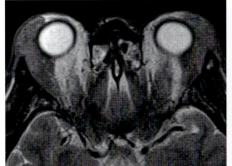
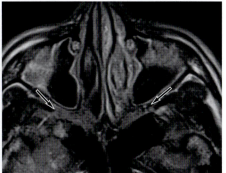
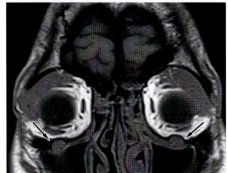

図4 40歳台，男性　IgG4関連疾患
A：両側涙腺はびまん性に腫大し，両側の外眼筋も外直筋主体に腫大している．いずれも比較的均一な軽度低信号を示す．
B：右優位に翼口蓋窩の軟部組織も目立つ(→)．
C：両側眼窩下神経に腫大を認める(→)．
血清IgG4は高値であり，画像所見と併せてIgG4関連疾患と診断された．ステロイド内服が開始され，速やかに縮小・IgG4の低下を示した．

　画像診断の役割は，鑑別に含めることで他の検査（生検，全身病変の検索，ANCA測定）につなげることである．頭頸部病変が先行する例が多い（最大で95％）[4]ため，鑑別として示唆することで，早期に治療介入・寛解に導ける可能性が高くなる．

3 IgG4関連疾患（IgG4-related disease；IgG4-RD）

　IgG4関連疾患は多彩な罹患臓器が報告されており，頭頸部領域は2番目の好発部位であり，特に涙腺・唾液腺で頻度が高い．
画像所見　片側，または両側対称性の涙腺・唾液腺腫大が認められ，神経腫大（特に，三叉神経V2の分枝である眼窩下神経）を呈することもある（図4）．MRIでは，T2強調像で低～等信号で均一な造影効果を示す．線維化の程度によりT2強調像の信号は変化する．涙腺病変では，Sjögren症候群，サルコイドーシス，GPA，悪性リンパ腫などが鑑別に挙げられる．画像のみでの鑑別は難しいとされるが，眼窩下神経の腫大を来す場合はIgG4関連疾患に特異的という報告もある[5]．

T I P S

T2強調像と脂肪抑制併用の有無
脂肪抑制を併用したT2強調像は，背景の組織信号が全体に低くなってしまい，本来なら淡い信号の病変も明瞭な高信号に描出されてみえることから，注意が必要である．T2強調像の信号強度は画像からの見た目ではなく，脊髄や筋組織などのメルクマールを常に念頭に置いて，判断する必要がある．

1章 特徴的画像所見からみる頭頸部病変

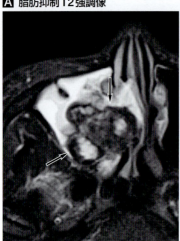
A 脂肪抑制T2強調像

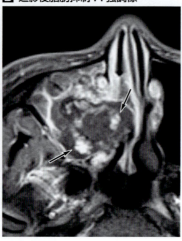
B 造影後脂肪抑制T1強調像

図5 40歳台，男性　血瘤腫
A：上顎洞内側〜鼻腔内にかけて高信号と強い低信号が混在した腫瘤を認める（→）．右上顎洞辺縁部には粘膜肥厚や液体貯留があり，閉塞性副鼻腔炎が疑われる．
B：腫瘤内のT2強調像（A）で高信号を示す部分に一致して，造影効果を認める（→）．
摘出手術が施行され，血瘤腫の診断となった．

4 血瘤腫 (organized hematoma)

　鼻・副鼻腔に生じる血腫を主体とする易出血性良性腫瘤の総称である．正確な発生原因は不明だが，血腫の吸収不全，被膜下血腫内での再出血のループによる形成とされる．

画像所見　圧排性発育を示す腫瘤性病変で，上顎洞内側壁，鈎状突起に圧排性の変化を来すことが多い．MRIでは，T2強調像で辺縁に線維性被膜・ヘモジデリン沈着を反映した厚い低信号を認め，内部は新旧の出血・壊死・線維化を反映して不均一に低〜高信号を示す．T1強調像でも，出血を反映した高信号を含むことがある．内部の血管増生部分（T2強調像での高信号部分）に一致して斑状の造影効果を示し，特徴的である（図5）．悪性腫瘍を想定した不要な拡大手術を防ぐため，事前の画像診断が重要である．

5 菌球形成を伴う真菌性副鼻腔炎 (fungal sinusitis with fungus ball formation)

　真菌感染に起因する副鼻腔炎の中で，非浸潤性で菌球形成を伴うものである．慢性経過を示し，免疫状態は非抑制状態であるが，病変が存在する状態で免疫能低下があると浸潤性真菌性副鼻腔炎に移行する場合がある．

画像所見　典型的にはCTで上顎洞の粘膜肥厚に加え，洞内を充満する軟部濃度を認め，その中心部に菌球に相当する高吸収結節を伴う．MRIでは，菌球は内部に含まれる鉄やマンガンの影響により，T2強調像で結節状の低信号を示す（図6）．非真菌性慢性副鼻腔炎の異栄養性石灰化が鑑別となるが，菌球は副鼻腔の中心部に存在し，異栄養性石灰化は辺縁部に存在する．

6 アレルギー性真菌性鼻副鼻腔炎 (allergic fungal rhinosinusitis)

　罹患洞内に侵入した真菌に対する過敏症により，好酸球性アレルギー性ムチンが産生され，ムチン内にトラップされた真菌により過敏症が誘発される．

画像所見　CTでは，片側性に孤立性あるいは複数箇所の副鼻腔に粘膜肥厚・液体貯留を認め，洞内のムチンは比較的高吸収を示す．MRIでは，T2強調像でムチンに一致してほぼ無信号に近い低信号を示す．空気と同程度の低信号を示すが（図7），T1強調像では筋と同程度の低信号を示し，空気ではないことがわかる．

7 MRIの信号強度

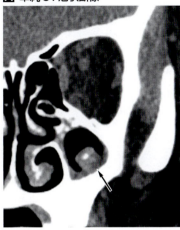
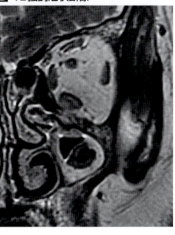

図6 80歳台，女性　菌球形成を伴う真菌性副鼻腔炎
A：左上顎洞に粘膜肥厚あり，底部側に内部に石灰化を伴う軟部濃度結節を認める（→）．
B：同結節は強い低信号を示し，菌球型の真菌性副鼻腔炎が疑われる．

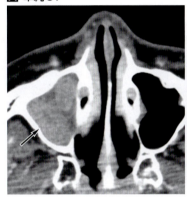
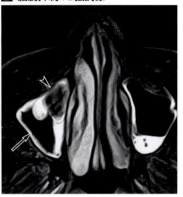

図7 60歳台，男性　菌球形成＋アレルギー性真菌性鼻副鼻腔炎
A：右上顎洞を充満するように軟部濃度を認める（→）．
B：右上顎洞内側に著明な低信号を示す小腫瘤状構造を認める（▶）．腫瘤の背側の上顎洞内腔は，脂肪抑制T2強調像（B）では空気と同程度の強い低信号を示すが（→），単純CT（A）では軟部濃度に相当しており，ムチンが疑われる．
以上から，菌球形成およびアレルギー性真菌性鼻副鼻腔炎が疑われた．

2　T1強調像で高信号を示す疾患

1　粘液瘤 (mucocele)

　副鼻腔に発生する緩徐な増大傾向を示す囊胞性病変であり，前頭洞に多い．症候性となるまでに10年以上の経過を要することもある．何らかの要因（慢性炎症，外傷・術後変化，腫瘍）によって，副鼻腔自然口の閉塞により分泌液が貯留して生じるとされている．
　画像所見　CTでは，単独の副鼻腔洞を完全に占拠する軟部濃度と骨壁の膨張性変化を認め，緩徐な増大による骨壁の圧排性侵食を伴う．MRIでは，内部の蛋白濃度によってT2強調像で低〜高信号，T1強調像で中等度〜高信号を示す（図8）．質的診断は比較的容易だが，眼窩内・頭蓋内への炎症波及の有無を注意深くみる必要がある．

2　甲状腺癌リンパ節転移 (neck lymph node metastasis from thyroid cancer)

　甲状腺癌のリンパ節転移の検索，あるいは下頸部囊胞性病変の鑑別において，甲状腺癌リンパ節転移の特徴を熟知することは重要である．

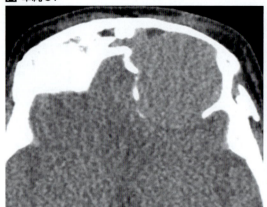
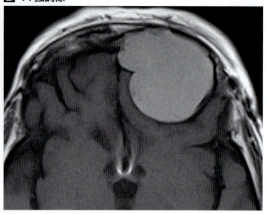

図8 80歳台，女性　粘液瘤
A：左前頭洞は著明に拡大し，内部に軟部濃度構造が充満している．背側で壁が菲薄化，一部不明瞭化している．
B：T1強調像で高信号を示す．明らかな造影効果は認めなかった（非提示）．
画像所見から粘液瘤と考えられ，開放手術が施行された．

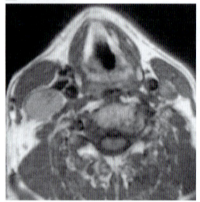
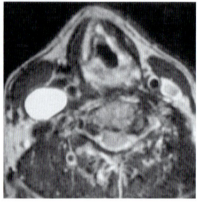

図9 60歳台，女性　甲状腺乳頭癌リンパ節転移
A，B：右中内深頸領域に短径14mm程度の腫大リンパ節を認める．内部はT2強調像（B）で著明な高信号を示し，囊胞変性を伴っている．T1強調像（A）で軽度高信号を示し，穿刺吸引細胞診（FNA）で高濃度のサイログロブリンが検出された．
（文献7）より一部改変して転載）

画像所見　特に乳頭癌のリンパ節転移は，囊胞性変化・石灰化・出血・充実成分の強い造影効果など，多彩な特徴を有する．CTでは，淡い石灰化，サイログロブリンを反映した高吸収を呈することがあるため，単純CTの評価も重要である．またMRIでは，出血やサイログロブリンによりT1強調像で高信号を示すことがあり，診断の一助となる（図9）[6)7)]．囊胞性変化が強い場合，側頸囊胞，リンパ管腫，囊胞性神経鞘腫などとの鑑別が必要になる．

3　内耳出血 (inner ear hemorrhage)

特発性，凝固障害，外傷，血液疾患の他，様々な要因（迷路炎，頭蓋内出血，転移，放射線照射後，GPA，スキューバダイビングなど）が報告されている[8)9)]．突発性・急速進行性の感音性難聴，めまいが生じる．

画像所見　T1強調像およびFLAIR像で迷路が高信号を示す（図10）[10)]．微小な信号変化をとらえるために，3Dの撮像が望まれる．造影効果がないことが迷路炎との鑑別点となるため，造影前のT1強調像での撮像が必要である[10)]．

7 MRIの信号強度

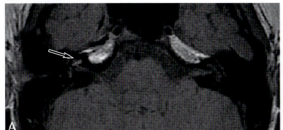

A T1強調像

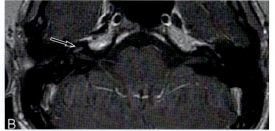

B 造影T1強調像

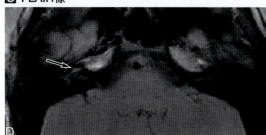

C FLAIR像

図10 10歳台前半，男性　内耳出血
A，C：右蝸牛および三半規管に，T1強調像（A）とFLAIR像（C）で信号上昇を認める（→）．
B：明らかな造影効果は認められない（→）．
MRI所見から内耳出血と診断され，ステロイドによる加療が開始されたが，聴力の改善は認めなかった．
（文献10）より転載）

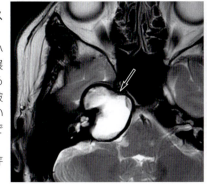

A T2強調像

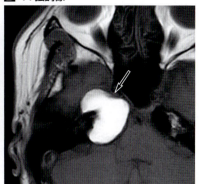

B T1強調像

図11 20歳台，男性　コレステリン肉芽腫
A，B：右側頭骨錐体尖部～小脳橋角部，中頭蓋窩脳表に進展する境界明瞭な腫瘤を認める（→）．T2強調像（A）で辺縁に被膜様の低信号を伴い内部は強い高信号を示す．T1強調像（B）では大部分が高信号を示す．内部性状からコレステリン肉芽腫と考えられた．

4 コレステリン肉芽腫（cholesterol granuloma）

　コレステリン結晶を含む異物肉芽腫である．成因は，粘膜からの出血後，赤血球などの破壊に伴うコレステロール結晶の生成・異物肉芽腫の形成が生じ，さらに，それにより出血が反復して増大するという説が有力である．鼓室内，乳突洞，乳突蜂巣，錐体骨尖端部に発生する．

　画像所見　圧排性発育を示す腫瘤性病変として認め，大きな病変は骨壁の菲薄化，耳小骨脱灰を認める．MRIは，出血を反映してT1強調像で強い高信号を示す．T2強調像では内部の信号強度は様々だが，辺縁がヘモジデリン沈着を反映して低信号を示すことがある（図11）．局在から鑑別すべき疾患として真珠腫や類上皮腫があるが，これらはT1強調像で低信号を示すことが多い．

5 悪性黒色腫（malignant melanoma）

　メラノサイトを発生母地とした悪性腫瘍であり，鼻副鼻腔の発生，特に鼻腔が最も多い．

1章 特徴的画像所見からみる頭頸部病変

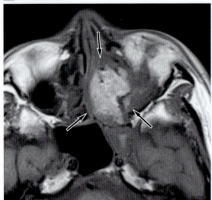

A T1強調像

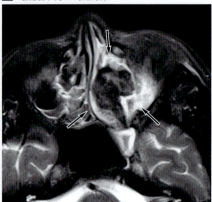

B 脂肪抑制T2強調像

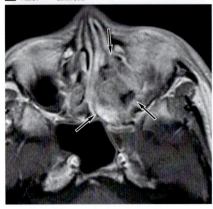

C 造影T1強調像

図12 60歳台，男性　悪性黒色腫
A：左鼻腔内に周囲構造を圧排するような不整形の腫瘤を認め（→），大部分が高信号を示す．
B：腫瘤は不均一に低信号を示す（→）．
C：腫瘤は粘膜面より弱い不均一な造影効果を伴っている（→）．
生検で悪性黒色腫と診断された．

メラニンを反映した黒色の鼻腔内腫瘤として認められるが，40％はメラニンのない無色素性悪性黒色腫（amelanotic melanoma）である[11]．

画像所見　MRIでは，メラニンを反映してT1強調像で高信号を示し，T2強調像で不均一な低信号を示す（図12）．無色素性悪性黒色腫の場合は非特異的な信号パターンとなり，他の鼻副鼻腔悪性腫瘍との鑑別は困難である．

3　拡散強調像で強い高信号，ADC低下を示す疾患

1　悪性リンパ腫（malignant lymphoma）

　頭頸部のあらゆる部位に発生しうるが，ここでは特に，他の腫瘍との鑑別が問題となることが多い鼻副鼻腔病変について述べる．鼻腔では節外性NK/T細胞性リンパ腫（extra-nodal NK/T-cell lymphoma；ENKL），副鼻腔ではびまん性大細胞型B細胞リンパ腫（diffuse large B-cell lymphoma；DLBCL）が最多である．ENKLはEBウイルスとの関連が知られており，ほぼ全例がEBウイルス陽性である[12]．

画像所見　DLBCLは，典型的には上顎洞を中心とする内部均一な病変として認められる．NK/T細胞性リンパ腫は鼻腔を中心とする腫瘤として認められ，時に強い壊死を示す．骨膨隆，骨破壊いずれも呈し，時に骨壁を挟み込むようにした腫瘍進展（transosseous

7 MRIの信号強度

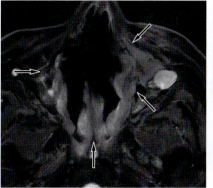
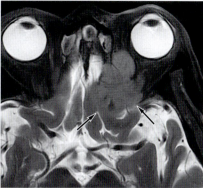
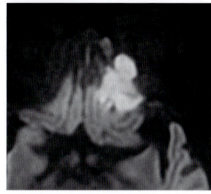
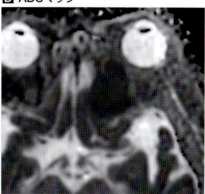

A 脂肪抑制T2強調像（上顎洞レベル）　**B** 脂肪抑制T2強調像（眼窩中間部レベル）
C 拡散強調像（b＝1000s/mm²）　**D** ADCマップ

図13 70歳台，男性 びまん性大細胞型B細胞リンパ腫（DLBCL）

A, B：両側上顎洞，鼻腔は術後状態．右上顎洞内側〜左上顎洞〜左眼窩内側〜頭蓋内にかけて，均一に軽度高信号を示す腫瘤を認める（→）．

C, D：拡散強調像（C）では均一に高信号を示し，ADC（D）は著明に低値（$0.7×10^{-3}$mm²/s）を示す．生検によりDLBCLと診断された．

spread）を示す[13]．その場合，既存の薄い骨構造を保ったまま浸潤性腫瘍を形成するため，他の腫瘍との鑑別点となる．MRIでは，非特異的な信号パターンを示す（T2強調像で軽度高信号，T1強調像で低信号）が，拡散強調像では強い高信号・ADC低下を示す．特にDLBCLにおいては，ADC値が$0.6×10^{-3}$mm²/s以下の強い拡散制限を示すことが多く，鑑別の一助となる（図13）[14]．

2 神経内分泌癌（neuroendocrine carcinoma；NEC）

神経内分泌腫瘍は，核分裂像およびKi-67指数によって低〜高悪性度に分けられ，高悪性度のものは神経内分泌癌（NEC）と呼ばれる．鼻副鼻腔領域のNECは，小細胞癌と大細胞癌神経内分泌癌に分類される．好発部位は篩骨洞だが，その他の鼻副鼻腔にも生じる．進行が早く，発見時にはリンパ節転移・遠隔転移を伴うことが多い．

MEMO
HPV陽性中咽頭癌とADC値

中咽頭癌はヒトパピローマウイルス（HPV）が陽性と陰性に分割され，生物学的特性や予後が異なることは，今や周知の事実である．HPV陽性中咽頭癌は，一般的に陰性癌と比べADC値が低いことが報告されている[15]．これはHPV陽性中咽頭癌に病理組織学上，低分化な腫瘍が多い（組織がリンパ腫に近い）ことに起因しているのではないかという推測もあり興味深い．

画像所見 CTで等〜高度高吸収を示す腫瘍で，石灰化を伴うことは少なく，骨破壊を呈する頻度が高い．比較的均一な性状を示し，出血や壊死を伴う頻度は扁平上皮癌と比較して低い．MRIでは，拡散強調像で強い高信号・ADC低下を示す．ADC値が0.45〜0.70×10^{-3}mm^2/s程度と非常に強い拡散制限を示すという報告もあり，鑑別の一助となる可能性がある[16)17)]．

T2強調像で低信号・T1強調像で高信号・拡散強調像で強い高信号/著明なADC低下を示す代表的な疾患について概説した．感度，特異度が完全とまではいかないが，これらの信号変化はいずれも特徴的であり，鑑別診断を考える上でその有用性は高い．本項が，頭頸部画像診断における日常診療の一助になれば幸いである．

■■■ 文献 ■■■

1) Murahashi Y, Emori M, Shimizu J, et al: The value of the black fiber sign on T1-weighted images for predicting stability of desmoid fibromatosis managed conservatively. Eur Radiol 30: 5768-5776, 2020.
2) 日本整形外科学会，骨軟部腫瘍委員会：腹腔外発生デスモイド型線維腫症診療ガイドライン2019年版. 2019. available at: https://www.joa.or.jp/public/bone/pdf/desmoid.pdf
3) Muhle C, Reinhold-Keller E, Richter C, et al: MRI of the nasal cavity, the paranasal sinuses and orbits in Wegener's granulomatosis. Eur Radiol 7: 566-570, 1997.
4) D'Anza B, Langford CA, Sindwani R: Sinonasal imaging findings in granulomatosis with polyangiitis（Wegener granulomatosis）: a systematic review. Am J Rhinol Allergy 31: 16-21, 2017.
5) Soussan JB, Deschamps R, Sadik JC, et al: Infraorbital nerve involvement on magnetic resonance imaging in European patients with IgG4-related ophthalmic disease: a specific sign. Eur Radiol 27: 1335-1343, 2017.
6) Kaplan SL, Mandel SJ, Muller R, et al: The role of MR imaging in detecting nodal disease in thyroidectomy patients with rising thyroglobulin levels. AJNR 30: 608-612, 2009.
7) Takashima S, Sone S, Takayama, F, et al: Papillary thyroid carcinoma: MR diagnosis of lymph node metastasis. AJNR 19: 509-513, 1998.
8) Hegarty JL, Patel S, Fischbein N, et al: The value of enhanced magnetic resonance imaging in the evaluation of endocochlear disease. Laryngoscope 112: 8-17, 2002.
9) Kaya S, Hizli Ö, Schachern PA, et al: Effects of intralabyrinthine hemorrhage on the cochlear elements: a human temporal bone study. Otol Neurotol 37: 132-136, 2016.
10) Jeong KH, Choi JW, Shin JE, et al: Abnormal magnetic resonance imaging findings in patients with sudden sensorineural hearing loss: vestibular schwannoma as the most common cause of MRI abnormality. Medicine（Baltimore）95: e3557, 2016.
11) Wong VK, Lubner MG, Menias CO, et al: Clinical and imaging features of noncutaneous melanoma. AJR 208: 942-959, 2017.
12) Kwong YL, Chan AC, Liang R, et al: CD56$^+$NK lymphomas: clinicopathological features and prognosis. Br J Haematol 97: 821-829, 1997.
13) Kato H, Kanematsu M, Watanabe H, et al: Differentiation of extranodal non-Hodgkins lymphoma from squamous cell carcinoma of the maxillary sinus: a multimodality imaging approach. Springerplus 4: 228, 2015.
14) Baba A, Kurokawa R, Kurokawa M, et al: Apparent diffusion coefficient for differentiation between extra-nodal lymphoma and squamous cell carcinoma in the head and neck: a systematic review and meta-analysis. Acta Radiol 65: 449-454, 2024.
15) Driessen JP, van Bemmel AJM, van Kempen PMW, et al: Correlation of human papillomavirus status with apparent diffusion coefficient of diffusion-weighted MRI in head and neck squamous cell carcinomas. Head Neck 38 Suppl 1: E613-E618, 2016.
16) Gencturk M, Ozturk K, Caicedo-Granados E, et al: Application of diffusion-weighted MR imaging with ADC measurement for distinguishing between the histopathological types of sinonasal neoplasms. Clin Imaging 55: 76-82, 2019.
17) Lin N, Qi M, Wang Z, et al: Small cell neuroendocrine carcinoma of paranasal sinuses: radiologic features in 14 cases. J Comput Assist Tomogr 45: 135-141, 2021.

8 FDG-PET/CT

子安 翔

- PET画像読影に際してはまずMIP画像による全身の把握を行い，必ずPET単独画像およびCT画像を別々に読影する習慣をつける．
- 集積が飽和して表示されている場合は適切な条件の設定を行い，集積の程度は病変サイズに応じて解釈する．
- FDG高集積する良性疾患と，逆に悪性疾患にもかかわらず集積の弱い状況をよく知っておく．

　FDG-PET/CT検査は，全身でのグルコース代謝の画像化が可能な画期的な検査であり，主に悪性腫瘍の治療前評価に対して使用される．造影（ダイナミック）CTやMRIとの対比でいえば，通常PETは病期診断（特にリンパ節や遠隔転移），病変の活動性の評価を含む再発診断に対する期待が特に大きい検査であり，本来は不明な病変の質的診断を意図して用いられる検査ではない．頭頸部領域においては，さらにその頻度から扁平上皮癌（squamous cell carcinoma；SCC）の治療方針の判断か再発診断の目的で用いられることが大半である．ただし，本書の意図は質的診断に有用な所見を概説することと想定されるため，本項では，FDG-PET/CTでカテゴリーや病態を適切に判断し，質的診断に活用するために必要な読影・解釈の注意点について解説したい．

　まず，PET読影に際して知っておきたい基本事項について，前半で総論として解説する．次に，カテゴリーとして"悪性"×"良性腫瘍・非腫瘍性疾患"，FDG集積程度として"低～中程度"×"高集積"の合計4群に分けて，各論を後半で紹介する．特に，頭頸部は生理的集積が多いのみならず，その解剖学的位置づけ上，呼吸や食事，飲水に伴い，常に外界からの様々な刺激に曝露され，結果として種々の炎症が生じやすい部位であることも踏まえ，"FDGの高集積する良性腫瘍・非腫瘍性疾患"を中心に実際の画像を提示したい．

1 総論：PET画像読影上の一般的な注意点

　FDG-PET画像の読影においては，以下の点に特に注意を払うことが重要である．

1 適切な表示条件の設定

　FDG-PET画像の読影では，まず適切な表示条件を設定することがきわめて重要である．カラースケールの選択や，階調の調整次第で，場合によって微細な集積の差異が認識できなくなる可能性がある．頭頸部は炎症の多い領域であり，炎症と腫瘍の混在した状況も稀ではないため，安易に一元論で判断せず，異なる病態が併存している可能性を見逃さないよう

1章 特徴的画像所見からみる頭頸部病変

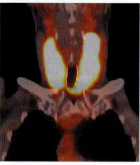
A FDG-PET/CT, fusion冠状断像

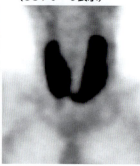
B PET単独冠状断像（SUV 0～5表示）

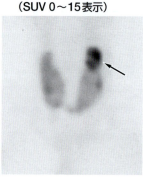
C PET単独冠状断像（SUV 0～15表示）

図1 80歳台，女性 びまん性大細胞型B細胞リンパ腫（DLBCL）
約20年前に腺腫様甲状腺腫と診断されている．最近，頸部が腫れてきた．
A～C：甲状腺両葉の腫大があり，一致する強い集積亢進が確認される．A，Bではそれ以上の情報が表現されていないが，階調を変更すると甲状腺左上極に明らかに結節状の強い集積が認識され，異なる病態の存在が示唆される（C；→）．
同部位の生検により，病理組織学的にびまん性大細胞型B細胞リンパ腫（diffuse large B-cell lymphoma：DLBCL）の診断となった．

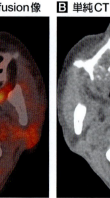
A FDG-PET/CT, fusion像

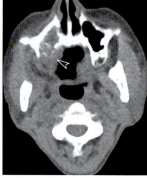
B 単純CT

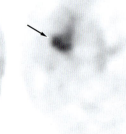
C PET単独像（SUV 0～5表示） **D** PET単独像（SUV 0～15表示）

図2 50歳台，女性 骨髄炎，骨壊死に混在した扁平上皮癌の再発
2年前に，右頬粘膜癌pT4aN0M0に対して腫瘍摘出術（下顎辺縁切除＋両頸部郭清，大腿皮弁再建），化学放射線療法後状態である．術部の治癒不良で2度生検し，病理組織診断では骨髄炎と骨壊死のみの所見だった．
A：放射線治療後の骨髄炎があるとの事前情報で，病理組織学的にも骨髄炎と骨壊死，という状況で融合画像のみをみると，「矛盾はしない」と考えてしまうかもしれない．
B：しかし，CTで特に上顎洞後壁に骨破壊の進行がみられた（▶）．
C，D：条件を変えたPET像では，周囲骨髄炎部よりも骨破壊部に一致し集積が結節状に高かったため（D；→），炎症と再発の混在した病態を疑った．主治医の丁寧かつ誠実な説明が功を奏し，上顎亜全摘術が行われた．術後の病理組織標本では，大部分の骨髄炎組織の中に高分化型扁平上皮癌が混在した病態であったことが判明した．
（文献1）より転載）

に注意する必要がある（図1）．特に，融合画像（PET/CT）は単一の表示条件のPET画像を用いてJPEGなどのキャプチャ画像で作成されていることも多く，その場合，通常のビューアーでは階調の変更が不可能であり，PET画像の一定の情報が失われる可能性があることを認識しておく必要がある．FDGが高集積した場合には，融合画像では骨の変化や石灰化，肺野病変などのCTでの形態情報は認識が難しくなりうるため，短時間でも必ずPET単独画像（融合画像ではなく），CT画像を別々に読影する必要がある（図2）．

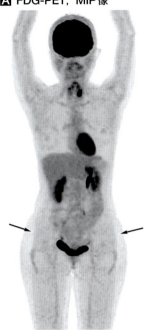
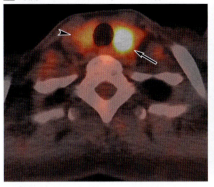
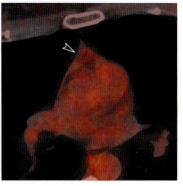

A FDG-PET, MIP像　　**B** 頸部FDG-PET/CT, fusion像　　**C** 胸部FDG-PET/CT, fusion像

図3 40歳台, 女性　亜急性甲状腺炎

乳房原発悪性リンパ腫に対し寛解後10か月. 1か月前から微熱が持続するようになったため, 悪性リンパ腫再燃の可能性について, 血液内科カンファレンスでコンサルトがあった.

A〜C：甲状腺の左葉中心に強い集積（SUVmax 9.2）が確認されたが（**B**；→）, 局所的な集積亢進のみならず背景甲状腺の集積亢進があること（**B**；▶）, 軽度であるが背景の筋への集積がびまん性に高いこと（**A**；→）, 胸腺組織の濃度上昇と集積亢進があること（**C**；▶）がわかる.

以上から, 亜急性甲状腺炎による甲状腺機能亢進症の可能性を提示した. 診察上, 甲状腺に圧痛が確認された. 血液検査所見で甲状腺機能亢進の状態があるが, 一方で可溶性IL-2受容体, フェリチンの上昇はなく, 亜急性甲状腺炎と診断された. 対症療法で解熱が得られ, その後CRPや内分泌学的異常も改善した.
（文献1）より転載）

2 MIP画像による全身分布の把握

　断層画像を読影する前に, まずmaximum intensity projection（MIP）画像で全身を俯瞰することを習慣づけたい. 全身のトレーサー分布を一目で把握できることこそが, PET検査の利点のひとつである（図3）. MIP画像を注意深く観察することで, 異常集積の有無や生理的集積との区別を効率的に行うことができる. また癌の病期診断であればMIP画像でリンパ節の集積分布を観察することが, 有意なリンパ節転移を疑うかどうかの判断に不可欠である. もちろんMIP画像だけでなく, 横断像を中心に, MIP像では前後が重なる部位に異常所見がないかを評価する必要があることは言うまでもない.

3 病変のサイズを考慮した集積強度の解釈

　サイズの影響としてCTでも有名な"部分容積効果（partial volume effect）"という言葉は, PETにおいてはやや異なった現象を意味する. PETの部分容積効果は, 陽電子の飛程とスキャナーの空間分解能の限界により, 小さな構造物の放射能濃度が過小評価される現象を意味し（図4）, 臨床的にも病変サイズが小さいほど, standardized uptake value（SUV）が過小評価される[2]. 具体的にはおおむね10mmを下回る病変では, 同一の病態であったとしても集積が偽陰性化することを読影の際は認識しておく必要がある. また, 外径は10mm程度と十分なサイズがあったとしても, 内部に壊死や嚢胞変性を生ずることで, 結果として部分容積効果を受けて集積が減弱してしまうことがある点も注意が必要である（図5）.

1章 特徴的画像所見からみる頭頸部病変

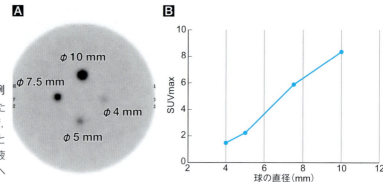

図4 PET装置の部分容積効果の例
A：円柱状乳房ファントムを用いた部分容積効果の評価実験データで，球体の直径を10，7.5，5，4mmと用意し，同一放射能濃度のFDG溶液を注入し，SIGNA PET/MR（GEヘルスケア社）で撮像した．
B：シンチレータ：LBS（4.0×5.3×25mm³），再構成法：Q.Clear（β=400）+TOF．各球体の集積を測定してグラフ表示すると，球体サイズが小さくなるにつれて，部分容積効果の影響が顕著になることがわかる．機器によっては，さらに部分容積効果が強まる．
（京都大学医学部附属病院放射線部 板垣孝治氏のご厚意による）

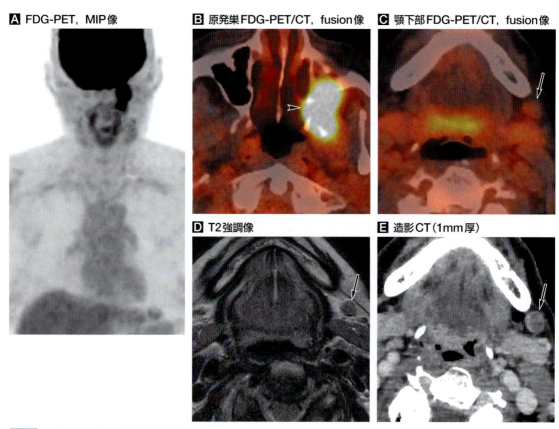

図5 70歳台，女性　FDG陰性のリンパ節転移例（扁平上皮癌）
上歯肉癌の病期診断目的．
A〜C：左上歯肉原発の扁平上皮癌への強い集積亢進を認める．上顎洞，翼状突起基部の明らかな破壊があり，咀嚼筋間隙，側頭下窩への浸潤を伴い，cT4b相当である（**B**；▶）．一方，リンパ節については1cm程度のサイズがあるにもかかわらず集積は弱く，血液プール程度である（**C**；→）．
D，E：MRIでも特異的な診断は難しいが（**D**；→），後日撮影されたCTでは明らかに内部壊死があるようにみえ（**E**；→），N1相当とした．
上顎亜全摘，リンパ節郭清+上顎再建術が行われ，同リンパ節は転移であることが確認された．

2 各 論

　一般的によく知られているとおり，FDGはグルコース代謝を反映する放射性薬剤であり，グルコース利用の盛んな腫瘍性病変であれば高集積となることが予想される．しかし，中には高集積する非腫瘍性組織，逆に集積の弱い腫瘍性組織が経験され，そういった予想に反する関係性にある病態・疾患が記憶に値する．したがって，ここではカテゴリーとして"悪性"×"良性腫瘍・非腫瘍性疾患"，FDG集積程度として"低～中程度集積"×"高集積"で合計4群に分けて順に紹介する（表）．後述の **1**～**4** は，表中の数字のカテゴリーにおのおの対応している．

　なお，FDG集積の多寡においては，よく「Ki-67 indexは高かったのか？」などの議論がなされることがある．しかし，実際のFDG集積はKi-67が反映するとされる細胞分裂の活動度以外に，腫瘍細胞密度，炎症細胞浸潤，グルコース代謝依存度（例えば，腫瘍はグルタミン代謝などの他の代謝経路に依存することもある[14]），解糖系酵素の発現程度，薬剤排泄

表 FDG集積と腫瘍悪性度による分類

	悪性腫瘍	良性腫瘍・非腫瘍性疾患
高集積	**カテゴリー1** •高悪性度腫瘍全般が含まれる： 　扁平上皮癌（図5） 　低～未分化癌 　神経内分泌癌 　悪性黒色腫 　lymphoma 　・aggressiveなもの： 　　DLBCL, HLなど（図1, 6） 　・特殊系：EBVMCU（図7）など 　高悪性度転移性腫瘍	**カテゴリー2** 生理的集積［特に筋（図9～11），リンパ組織全般（図8），腺組織］ 褐色脂肪組織 甲状腺濾胞腺腫・腺腫様甲状腺腫（図1） Warthin腫瘍, oncocytoma fibrous dysplasia（図13） papilloma（図12） •炎症性組織 　肉芽腫性病変（結核・サルコイドーシス） 　歯性炎症（図9），骨髄炎，副鼻腔炎（図14） 　放射線照射後状態（図2） 　反応性増殖（エプーリス）（図15） 　甲状腺炎（橋本病，亜急性甲状腺炎など）（図3） 　血管炎 　菊池病・木村病
低～中程度集積	**カテゴリー3** 甲状腺高分化癌（特に乳頭癌） 低悪性度粘表皮癌 神経内分泌腫瘍・PPGL（高分化） indolent lymphoma［MALT, FL（図16）， 　CLL/SLLなど］ plasmacytoma 高分化型肉腫（軟骨肉腫，脂肪肉腫など） 小サイズのもの，壊死や嚢胞変性を伴う病変 　（図5），表層に広がる悪性腫瘍（悪性黒色腫， 　早期扁平上皮癌など）	**カテゴリー4** •血液プール程度～肝臓程度： 　神経鞘腫 　髄膜腫 　SFT（図17） 　desmoid-type fibromatosis 　血管腫 •特に集積の低いもの： 　脂肪腫 　嚢胞 　リンパ管腫

実際にはここまで単純化できるものではなく，例外も多いことはご容赦いただきたい．基本的な整理程度と留意した上でご活用いただければ幸いである．
DLBCL：diffuse large B-cell lymphoma, HL：Hodgkin lymphoma, EBVMCU：Epstein-Barr virus（EBV）-positive mucocutaneous ulcer, PPGL：pheochro-mocytoma/paraganglioma, MALT：mucosa-associated lymphoid tissue lymphoma, FL：follicular lymphoma, CLL/SLL：chronic lymphocytic leukemia/small lymphocytic lymphoma, SFT：solitary fibrous tumor
（文献3）～13）等を参考に著者作成）

ポンプの発現状況[15]など，実に多彩な因子からなる複合関数で構成されているため，安易に1因子の影響で説明する議論は困難であり，ここでは避ける．さらに，前述のとおり集積の評価には病変のサイズを加味する必要があり，その上でも鑑別に役に立つ"集積の多寡"とは，FDGの集積程度（すなわちSUVmax）で定量的に定義できるものではないことは，経験のある読者の方であれば賛同いただけるかと思う．また実際には集積の形態学的情報も集積の多寡以上に重要である．ここでは読影の際参考にしていただけるよう頻度の高い疾患や病態について表として提示する．もちろん，実際にはここまで単純化できるものではなく，例えば，低～中程度と記載している病変でも，悪性度が上がればFDGが高集積になることも珍しくはないので，基礎知識の整理程度と留意した上で活用いただければ幸いである．

1 "高集積"する"悪性疾患"

　頭頸部領域の悪性腫瘍の多くは，FDGの高集積を示す．特に，扁平上皮癌は有病率も高く，かつ高集積である頻度も一般的に高く，原発巣および転移リンパ節で強い集積を呈する．未分化癌も同様に高集積を示すことが多い．リンパ腫は，びまん性大細胞型B細胞リンパ腫（diffuse large B-cell lymphoma；DLBCL）を中心に，多くの場合で強い集積を示し，病期診断や治療効果判定に重要な役割を果たす．転移性腫瘍（頭頸部においては頭頸部もしくはその他の領域からの頸部リンパ節への転移の頻度が高い）も一般的に高集積を示すが，原発巣の組織型により集積の程度は異なる．この辺りをFDGの集積程度（すなわちSUVmax）で定量的に鑑別することは，実質的にはほぼ不可能ではある．むしろ，集積の腫瘍内の均一性から固形腫瘍よりもリンパ腫を疑う状況は存在するが，ここでも飽和してしまっている融合画像では情報が限られるため，PET単独画像で階調設定を行うことが重要である（図6）．分類上，悪性とカテゴライズするかが難しいところだが，リンパ球系腫瘍の特殊なものとしてEBV陽性粘膜皮膚潰瘍（Epstein-Barr virus-positive mucocutaneous ulcer；EBVMCU）も画像のみでは扁平上皮癌ときわめて類似するので，知識として知っておくとよい（図7）[16]．

2 "高集積"する"良性腫瘍・非腫瘍性疾患"

　頭頸部はその解剖学的位置づけ上，生理的集積が多い[17]．加えて，呼吸や食事，飲水に伴い，常に外界からの様々な刺激に曝露され，結果として種々の炎症が生じやすい部位であるため，臨床ではこのカテゴリーがよく経験される．

❶生理的・反応性集積

　頭頸部領域には多くの生理的なFDG集積部位があり，正確な診断にはそれらの理解が不可欠である．誌面の都合もあり，詳細については成書も参考にされたい．生理的・反応性集積は，患者の状態や撮像条件により変動するため，これらの構造の近傍や隣接する集積がある場合は，常に生理的集積や反応性組織で説明可能ではないかをまず考え，注意深い観察・読影によっていたずらに陽性集積と判定しないことが重要である．

- **脳**：脳は生理的に強いFDG集積を示すため，脳実質病変の評価には適していない．ただし，perifocal edemaによる集積低下により転移を検出できることは多く，また，頭蓋底部病変や神経周囲進展・神経浸潤は実は他のモダリティよりもFDG-PETが検出しやすいことも珍しくない．
- **唾液腺**：耳下腺，顎下腺，舌下線は中程度の集積を示し，唾液分泌刺激により変化することがある．
- **扁桃・リンパ組織**：扁桃は低～高度まで様々な程度の集積を示し，転移や原発巣との鑑

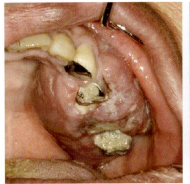
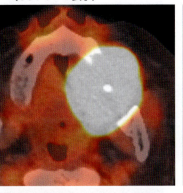
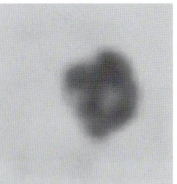
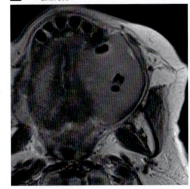
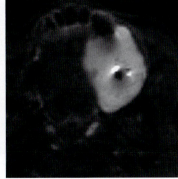
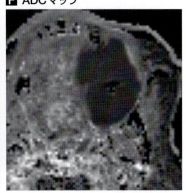

図6 80歳台，女性　びまん性大細胞型B細胞リンパ腫（DLBCL）
主訴は歯肉腫脹．
A：内視鏡での所見は，扁平上皮癌との区別の難しい腫瘤であった．
B：通常の融合画像では集積が上限を飽和しており，その均一性は評価できない．
C：一方，階調を調整したPET単独画像であれば，サイズの割にきわめて均質な集積であることがわかる（中心部は歯牙による集積欠損）．
D〜F：MRIでも，かなり均一性の高い腫瘤であることが判別できる．
画像上，リンパ腫（特にDLBCL）をまず疑い，病理組織学的にもDLBCLと診断された．

別を困難にさせる．特に，咽頭後壁の粘膜直下に結節状の集積がみられ，判断に悩まされ生検を余儀なくされることも多い（図8）．

- **甲状腺**：甲状腺は通常低度の集積を示すが，びまん性の集積上昇は甲状腺機能亢進症や慢性甲状腺炎を示唆することがある．
- **筋**：外眼筋，声帯は日常生活で常に使用されるため，生理的集積が生じやすい．また，特に自覚の有無とは無関係に，咀嚼筋群や椎体周囲の脊柱起立筋などに生理的集積がみられることもある（図9）．これらの生理的集積は，左右対称であればあまり問題になることはないが，非対称である場合は何らかの病態が背景に存在していないかを確認し，腫瘍浸潤や転移以外で説明できないか検討することが重要である．特に筋や軟部組織へのinvolvementや血行性転移が稀ではないリンパ腫や肺癌に関連する検査の場合は，偽陽性と判断しないように注意したい（図10：片側声帯麻痺，図11：片側外眼筋麻痺）．
- **褐色脂肪組織**：寒冷刺激および$\beta 3$刺激で活性化し，FDG集積が生じることが知られている．冬〜春先の気候による刺激の他，過活動膀胱に対する$\beta 3$刺激薬[18]，カテコラミン産生腫瘍（褐色細胞腫など）に関連して観察されることがある[19]．

1章 特徴的画像所見からみる頭頸部病変

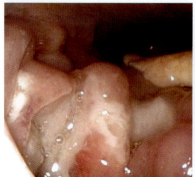

A 内視鏡写真

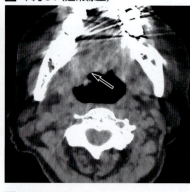

B 単純CT（通常線量）

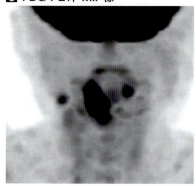

C FDG-PET, MIP像

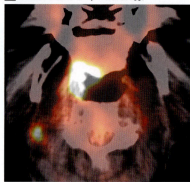

D FDG-PET/CT, fusion像

図7 70歳台，女性　EBV陽性粘膜皮膚潰瘍（EBVMCU）

1か月前より増悪する咽頭部痛．難治性多発性骨髄腫に対して維持治療中．

A：内視鏡写真では隆起性潰瘍が認められ，中咽頭側壁扁平上皮癌の疑いであった．

B：単純CTでも，中咽頭右側壁〜舌根部にかけて壁肥厚と潰瘍形成が確認される（→）．

C, D：同部位には強いFDG集積（SUVmax 12.3）を伴っている．右頸部ではサイズ上有意な腫大はないが，小リンパ節へのFDGの集積もみられた．

画像的にも，中咽頭癌とリンパ節転移と考えて何ら矛盾はない．中咽頭側壁扁平上皮癌の疑いで生検が行われた．結果，EBV陽性粘膜皮膚潰瘍（EBVMCU）との診断となった．

（図Cは文献16）より改変して転載）

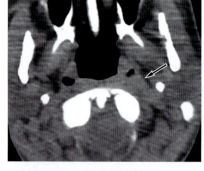

A 単純CT

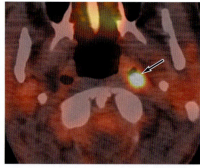

B FDG-PET/CT, fusion像

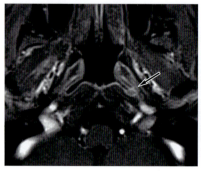

C 造影後脂肪抑制T1強調像

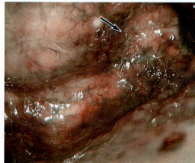

D 内視鏡写真（narrow band imaging）

図8 70歳台，男性　lymphoid hyperplasia

3年前に，左下葉肺扁平上皮癌に対して手術の既往あり．

A, B：左Rosenmüller窩にFDG-PET/CTで強い集積（SUVmax 8.8）が確認される．CTでは同部位に隆起があるようにみえる（→）．

C：精査のMRIでも，結節があるようにみえる（→）．

耳鼻咽喉科とのカンファレンスで相談があり，病的意義のない集積がよくみられる部位のため問題はない可能性が高いが，本症例は画像上形態変化があるようにみえるため，内視鏡での精査を勧めた．

D：内視鏡で同部位に粘膜異常は確認されなかったが，Rosenmüller窩背側に隆起がみられたため（→），同部位より生検が施行され，lymphoid hyperplasiaであったことが確認された．

（文献1）より転載）

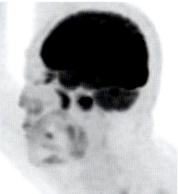
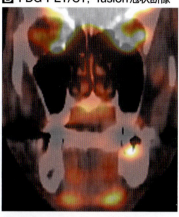
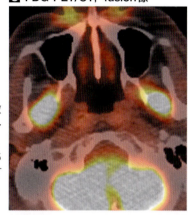
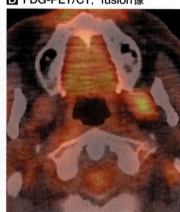

図9 60歳台，男性　非腫瘍性集積の例（筋，歯性炎症）
肺癌の疑い．肺腺癌の術前精査目的．
A～D：MIP像（**A**）では脳以外に多数の集積がみられるが，fusion像（**B**～**D**）ではそれらが，外眼筋，内外翼突筋，顎二腹筋，歯科疾患などへの集積であることがわかる．fusion像の他，CTの条件変更などで集積部位を確認し，病変の可能性を除外する必要がある．

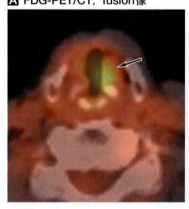
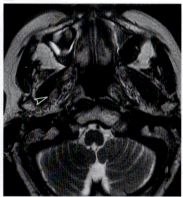
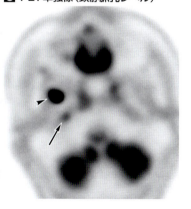

図10 70歳台，女性　DLBCLの迷走神経浸潤による右側声帯麻痺
4年前にDLBCLに対してR-CHOP療法後，CRを維持していたが，最近頭痛が続く．
A～C：左側声帯の集積が強いが，比して右側への集積が認められない（**A**；→）．一方で，MRI（**B**）では右下顎神経の腫大があり，PETでは一致する高集積がある（**C**；▶）他，右頸静脈孔部すなわち下位脳神経にも明らかな左右差として集積が認識される（**C**；→）．MRI（**B**）では認識が難しい．
再度症状の問診で，最近嗄声があったことが判明した．末梢神経浸潤の形式でのDLBCLの再燃が迷走神経にも及び，嗄声を生じたことが画像に表現されていた．

1章　特徴的画像所見からみる頭頸部病変

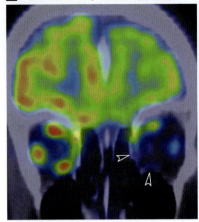
A FDG-PET/CT，fusion冠状断像

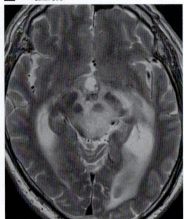
B T2強調像

図11 60歳台，男性　左側外眼筋麻痺

1か月前から「ものがぼやける」．
A：左側の外眼筋（▶；特に内直筋，下直筋）の集積低下が目立つ．先に，中枢神経系原発リンパ腫が生検で確認されていた．
B：MRIでも動眼神経核周囲のinvolvementおよび浮腫があり，「ものがぼやける」という訴えは，おそらく外眼筋麻痺による複視が原因であったと考察される．左側外眼筋麻痺の例であった．
（文献1）より転載）

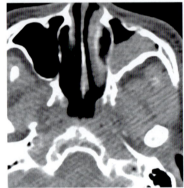
A 単純CT

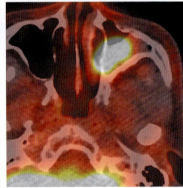
B FDG-PET/CT，fusion像

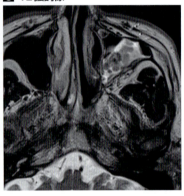
C T2強調像

図12 50歳台，男性　内反性乳頭腫（inverted papilloma）

偶発的にみつかった左上顎洞病変．
A：病変の接する上顎洞後壁の骨肥厚があり，慢性上顎洞炎は存在すると判断できる．
B：一方，単純CT（**A**）のみでは上顎洞炎との区別が難しいが，軟部濃度領域に対して偏在して集積が確認され，むしろ骨壁に近い部位では集積が低い分布であった．また，その集積の程度はSUVmax 24.2と著しく強いことも併せて，扁平上皮癌など腫瘍性病変を疑わざるをえなかった．
C：しかし，MRI上はそれらには合致せず，inverted papillomaなどの良性腫瘍性病変を疑う像であった．
生検が行われ，inverted papillomaの存在が確認された．その後，手術で切除され，癌の存在がないことが確認された．

❷良性腫瘍

　非悪性のFDG高集積の代表がWarthin腫瘍であるが，他にも頻度が高いものとして，甲状腺の濾胞腺腫や腺腫様甲状腺腫（図1），多形腺腫，乳頭腫（図12）などの良性腫瘍や，線維性骨異形成症（fibrous dysplasia，図13）などの腫瘍類似疾患も，時に中程度～高度のFDG集積を示すことがある．これらの腫瘍では，CT，MRIなどの形態画像との対比が診断に有用である．Warthin腫瘍はその中でもCTやMRIでの鑑別が容易でない症例も多く，強いFDG集積により耳下腺内リンパ節病変［扁平上皮癌（SCC）の転移やリンパ腫］であるかどうか判断不能なことがよく経験される．過去画像がある場合には判断は下しやすいが，そうでない場合で治療方針決定に重要な際は，病理組織学的検査に診断を委ねる必要があることを正直にコメントしておく方がよい．

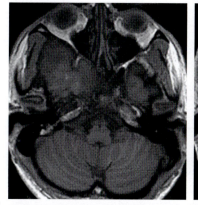
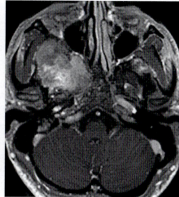

図13 70歳台，女性　線維性骨異形成症（fibrous dysplasia）
頭蓋底腫瘍が疑われた．
A，B：MRIで病変は不均一で造影効果も明瞭で，一見すると，カテゴリーとしては悪性腫瘍も考えたくなる画像所見にみえる．
C：その上，FDGの集積も著しく，状況的に悪性病変ではないと結論づけるのは困難であろう．
D：一方，単純CTでは典型的なすりガラス状濃度であり，骨皮質の膨隆や変形が強く，ほぼfibrous dysplasiaと画像で診断できる．CTで示唆しないといけない病態で，むしろ造影MRIやPETを実施することで，質的診断の判断が難しくなりうる疾患ともいえる．

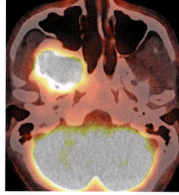
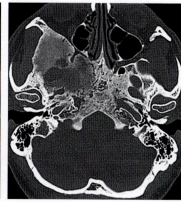

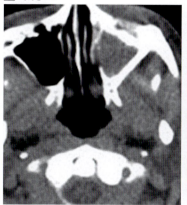
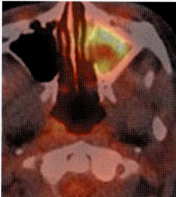

図14 参考症例　10歳台後半，女性
慢性上顎洞炎
A，B：骨壁の肥厚を伴う軟部濃度が上顎洞内に充満している（A）．集積は上顎洞壁近傍で強い（B）．
慢性上顎洞炎として治療がなされ，特にその後腫瘍は発生しなかった．

❸炎症性疾患

　頭頸部領域には，扁桃，リンパ節に代表されるリンパ組織の発達によるFDG集積が珍しくない．他に，慢性副鼻腔炎（図14）や歯性感染症などの炎症性疾患（図9）も，FDGの集積を示すことがある．これらは悪性腫瘍との鑑別が重要となるピットフォールのひとつである．特に歯性感染症は，扁平上皮癌との鑑別が困難な場合がある．さらに口腔内衛生不良患者においては，歯肉の反応性増殖（病理組織学的にはエプーリス）が薬剤などを原因とし

1章 特徴的画像所見からみる頭頸部病変

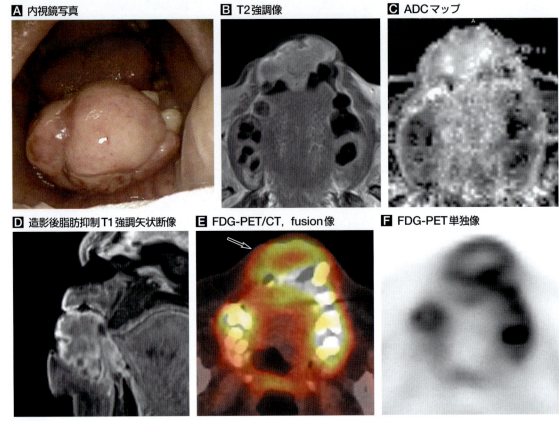

図15 70歳台，女性　薬剤誘発性歯肉増殖症（病理組織学的にはエプーリス）

高血圧治療のためにアムロジピン内服服用していた．1年前頃より，下顎の歯肉に出血性の腫瘤を自覚していた．1か月で増大した．

A：肉眼的には5cm大の平滑な隆起性腫瘤であった．

B〜D：MRIではT2強調像（B）で病変の辺縁部が特に高信号を示し，ADCマップ（C）でもむしろ正常舌組織より高いADC値である．全体的に造影効果はあるが，中心部でやや造影効果の弱い層状の形態である（D）．

E，F：FDG-PET/CTでも病変周囲に中程度のFDG集積がみられた（→）．

画像所見からは高悪性度病変は否定的で，何らかの炎症性腫瘤を疑った．生検で悪性所見は認められなかったが，腫瘤は増大し出血を伴ったため切除された．病理組織学的検査により，アムロジピン使用に起因する歯肉増殖症と診断された．薬剤誘発性歯肉増殖症は通常，びまん性の歯肉腫脹として現れるが，この症例では隆起性病変として現れたため，事前の質的診断が困難であった．

（文献20）より転載）

て生じ，FDG高集積となることがある（図15）[20]．鑑別にはMRIの方が有用である．

　また，サルコイドーシスなどの肉芽腫性病変や放射線治療後の炎症性変化は，強いFDG集積を示すことがある．これらは悪性腫瘍との鑑別が困難な場合があり，経時的変化の観察や他のモダリティとの併用が重要である．特に放射線治療後の変化やサルコイド反応[21]は，再発腫瘍との鑑別が重要であり，治療歴や臨床経過の把握が不可欠である．

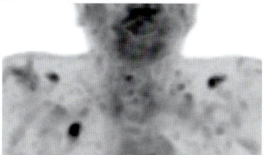
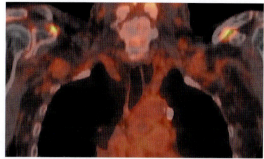
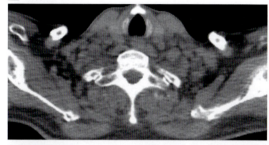
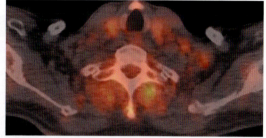
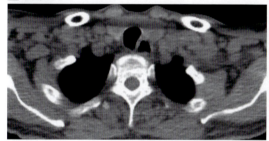
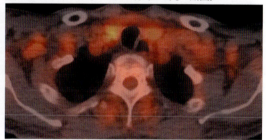

図16 70歳台，男性　濾胞性リンパ腫（follicular lymphoma）

認知機能障害，てんかん，脳炎疑いにて，傍腫瘍症候群の可能性があるとしてPET検査が行われた．
A：MIP像では肩鎖関節や右肩甲骨部の弾性線維腫への集積，甲状腺への集積は目立つものの，他に悪性腫瘍などは指摘しづらい．
B〜F：頸部や腋窩にかけて小サイズの多発リンパ節が確認されるが，その集積はサイズの大きいものでも，脊柱起立筋や甲状腺への集積を下回る．反応性リンパ節にしてはその数が通常みられるよりも多いため，何らかの低悪性度の腫瘍性病変を想定し，indolent lymphomaの可能性をレポートで指摘した．
頸部リンパ節切除が行われ，濾胞性リンパ腫（follicular lymphoma）が確認された．

3 "低〜中程度集積"の"悪性疾患"

　特にこのカテゴリーは，病変の見落としや悪性度の過小評価につながるため注意を要する．前述のとおり，術前の病期診断での壊死傾向の強いリンパ節の見落としを避けるためには，MRIないし造影CTをくまなく観察する必要がある．また，major/minor salivary gland由来の悪性腫瘍，低悪性度リンパ腫（図16），既に他モダリティで疑われている肉腫などを，"集積が低い"という理由のみで否定してはならない．

1章 特徴的画像所見からみる頭頸部病変

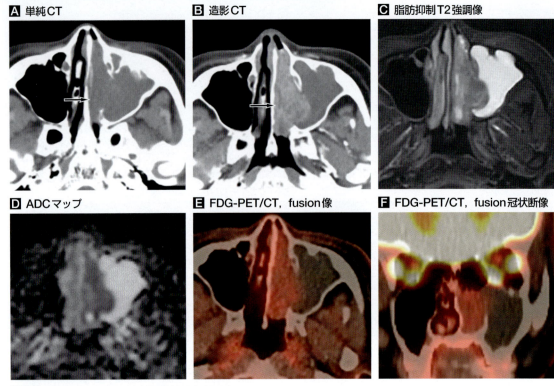

図17 30歳台，女性　孤立性線維性腫瘍（SFT）
3か月前から左鼻閉，近医で左鼻茸と副鼻腔炎と診断され，保存的加療を受けたが改善しなかった．
A，B：CTでは，比較的強い均一な造影効果を示す腫瘤が左鼻腔内に確認された（→）．
C，D：腫瘤はT2強調像（C）では中間〜やや高信号で，ADCマップ（D）のmean ADCは976.5×10^{-6} mm^2/s．
E，F：FDG-PET/CTではSUVmaxは2.4であり，腫瘤のサイズに比して低度集積（血液プールよりは高い程度）であることがわかる．
肉眼所見（非提示）は左中鼻道に白色〜ピンク色の腫瘍がみられ，生検では易出血性だった．内視鏡下に腫瘍切除が行われ，SFTの診断であった．
（高松赤十字病院放射線科　外山芳弘先生のご厚意による）

4 "低〜中程度集積" の "良性腫瘍・非腫瘍性疾患"

　これらのカテゴリーで有用になるのは，CTなどで良悪の鑑別が難しい腫瘍などがあり，かつその集積がサイズに比して弱い場合である．一概にはいえないが，高悪性度の病変の可能性を下げることができるシーンがある．

　また，このカテゴリーにおいては，血液プールよりもさらに低く無集積に近いのか，もしくは血液プール〜肝臓程度なのかによっても鑑別が変わるため，表においては同カテゴリーをさらに亜分類した．かなりサイズが大きい充実性腫瘍でもFDG集積が低いことで質的診断に近づきうる腫瘍性病変として，孤立性線維性腫瘍（solitary fibrous tumor；SFT）を提示しておく（図17）．

おわりに

本稿では，FDG-PET/CTを読影する上での注意点とポイントを前半で紹介した．通常，依頼医は時間的制約や外来でのビューアーの操作制限などにより，どうしても融合画像を中心とした画像確認にならざるをえないことが多いと予想される．したがって，階調の調整などのひと手間かけた読影によって情報を補完する役割は，我々放射線科医こそが担うといえる．質的診断については今後，新たな放射性薬剤（ソマトスタチン受容体イメージング用核種など）や撮像技術進歩により，さらに精度の高い診断が可能になることが期待される．その中にあっても，FDGがPET検査の主軸であることは，当面の間継続すると予想される．本項がその一助となればまさに幸甚である．

謝辞

本稿執筆にあたり，日々お世話になっている京都大学医学部附属病院・頭頸部がんユニットの先生方に感謝申し上げます．また，貴重な図および症例をご提供くださった京都大学医学部附属病院放射線部 板垣孝治氏および高松赤十字病院放射線科 外山芳弘先生，表の構成について重要なご意見をいただいた一宮西病院放射線診断科 木口貴雄先生に，心より感謝申し上げます．

文献

1) 子安 翔：腫瘍か非腫瘍か，それが問題だ —FDG-PET/CT編—，頭頸部．画像診断 41: 796-809, 2021.
2) Soret M, Bacharach SL, Buvat I: Partial-volume effect in PET tumor imaging. J Nucl Med 48: 932-945, 2007
3) Broski SM, Johnson DR, Packard AT, et al: 18F-fluorodeoxyglucose PET/Computed Tomography: head and neck salivary gland tumors. PET Clin 17: 249-263, 2022.
4) Sathekge M, Maes A, Van de Wiele C: FDG-PET imaging in HIV infection and tuberculosis. Semin Nucl Med 43: 349-366, 2013.
5) Koyasu S: Imaging of thymic epithelial tumors—a clinical practice review. Mediastinum 8: 41, 2024.
6) Uchida Y, Minoshima S, Kawata T, et al: Diagnostic value of FDG PET and salivary gland scintigraphy for parotid tumors. Clin Nucl Med 30: 170-176, 2005.
7) Tsujikawa T, Tsuchida T, Imamura Y, et al: Kikuchi-Fujimoto disease: PET/CT assessment of a rare cause of cervical lymphadenopathy. Clin Nucl Med 36: 661-664, 2011.
8) Wang T-F, Liu S-H, Kao C-HK, et al: Kimura's disease with generalized lymphadenopathy demonstrated by positron emission tomography scan. Intern Med 45: 775-778, 2006.
9) Kurata S, Ishibashi M, Hiromatsu Y, et al: Diffuse and diffuse-plus-focal uptake in the thyroid gland identified by using FDG-PET: prevalence of thyroid cancer and Hashimoto's thyroiditis. Ann Nucl Med 21: 325-330, 2007.
10) Karantanis D, Bogsrud TV, Wiseman GA, et al: Clinical significance of diffusely increased 18F-FDG uptake in the thyroid gland. J Nucl Med 48: 896-901, 2007.
11) Sarah Boughdad S, O'Connor A, Cook GJ, et al: FDG PET-CT imaging in head and neck paragangliomas: A centre experience. Clin Endocrinol (Oxf) 95: 315-322, 2021.
12) Wiggins RH, Hoffman JM, Fine GC, et al: PET-CT in Clinical Adult Oncology—V. Head and Neck and Neuro Oncology. Cancers 14: 2726, 2022.
13) Subhawong TyK, Winn A, Shemesh SS, et al: F-18 FDG PET differentiation of benign from malignant chondroid neoplasms: a systematic review of the literature. Skeletal Radiol 46: 1233-1239, 2017.
14) Reinfeld BI, Madden MZ, Wolf MM, et al: Cell-programmed nutrient partitioning in the tumour microenvironment. Nature 593: 282-288, 2021.
15) Seo S, Hatano E, Higashi T, et al: P-glycoprotein expression affects ^{18}F-fluorodeoxyglucose accumulation in hepatocellular carcinoma in vivo and in vitro. Int J Oncol 34: 1303-1312, 2009
16) Kawamura H, Koyasu S, Sugimoto A, et al: Two cases of epstein-barr virus-positive mucocutaneous ulcer mimicking head and neck cancers in ^{18}F-FDG PET/CT. Clin Nucl Med 47: e105-e107, 2022.
17) Nakamoto Y, Tatsumi M, Hammoud D, et al: Normal FDG distribution patterns in the head and neck: PET/CT evaluation. Radiology 234: 879-885, 2005
18) Okuyama C, Kikuchi R, Ikeuchi T: FDG uptake in brown adipose tissue activated by a β3-adrenergic receptor agonist prescribed for overactive bladder. Clin Nucl Med 45: 628-631, 2020
19) 子安 翔：ワンポイントアドバイス核医学編 褐色脂肪組織へのFDG集積．JCR News 249: 29-32, 2023.
20) Sawamura H, Koyasu S, Sugimoto A, et al: Gingival hyperplasia masquerading as tumor lesion, possibly linked to amlodipine use. Clin Nucl Med 49: 989-990, 2024.
21) Kaneko Y, Kato H, Matsuo M: Hilar and mediastinal sarcoid-like reaction after the treatment of malignant tumors: imaging features and natural course on 18F-FDG-PET/CT. Jpn J Radiol 37: 88-94, 2019.

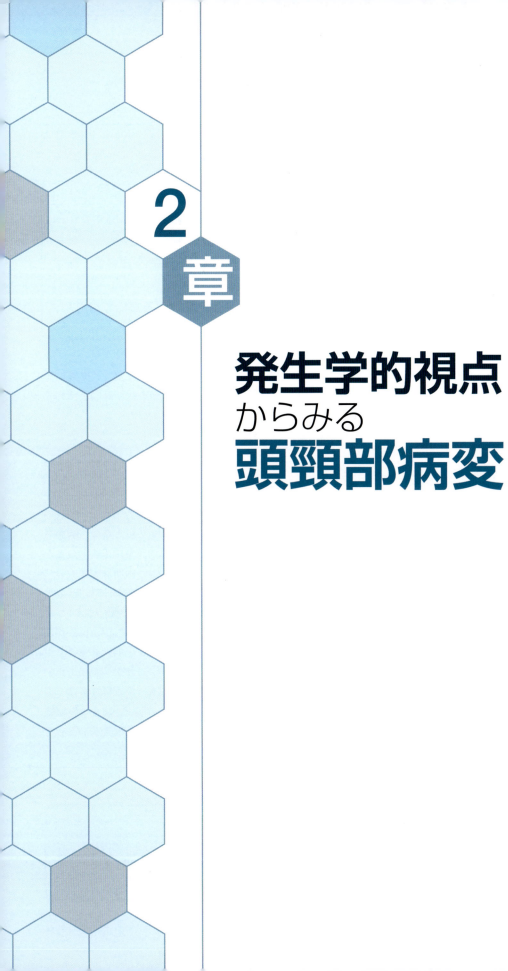

2章

発生学的視点からみる頭頸部病変

2章 発生学的視点からみる頭頸部病変

1 舌骨下頸部，口腔・中咽頭領域

益岡壮太

Key Point

- 頸部の先天性疾患の理解には，咽頭弓とその関連構造の発生に関する知識が重要となる．
- 第2〜4咽頭裂が消失する過程で腔が残存すると，嚢胞を生じる．第2咽頭裂嚢胞が最も多い．
- 甲状舌管嚢胞（正中頸嚢胞）は，咽頭弓の発生に関連する病態ではなく，甲状腺の発生過程にかかわる．

はじめに

頸部の先天性疾患の画像診断において，咽頭弓とその関連構造の発生に関する知識は重要である．本項では，咽頭弓の発生に関連するものを中心に，比較的頻度が高い頸部の先天性疾患について，発生学的視点から説明する．

1 頭頸部の発生と病態

咽頭弓（pharyngeal arch）（MEMO 1）は頸部や顔面形成の中心となるため，頸部の先天性疾患の理解には，咽頭弓とその関連構造の発生に関する知識が必須となる．咽頭弓は胎生4〜5週に出現する．外面は外胚葉由来で体表となり，内面は内胚葉由来の上皮となる．この構造を出生後の形態に対応させ，ヒトでは外面は側頸部の皮膚，内面は咽頭内腔に当たると擬似的に考えることができる．発生の段階で，咽頭弓の外面には咽頭裂（pharyngeal fissure）と呼ばれる4つの深い溝が形成され，これらにより咽頭弓は4つに区分される．同時に，対側の内面には4つのくぼみが形成され，咽頭嚢（pharyngeal pouch）と呼ばれる（図1）[1)〜3)]．第1咽頭裂は外耳道を形成する．第2〜4咽頭裂は消失するが，消失過程で外胚葉性上皮で覆われた腔が遺残することがあり，これが咽頭裂由来の嚢胞や瘻孔となる．第1咽頭嚢は耳管，中耳腔，第2咽頭嚢は口蓋扁桃，第3咽頭嚢は下副甲状腺と胸腺，第4咽頭嚢は上副甲状腺を形成する（図2）[1) 2) 4)]．このように，4つの咽頭弓と4つの咽頭裂，4つの咽頭嚢があることを踏まえた上で，それぞれの発生異常によって生じる病態を理解することが，頸部の先天性疾患の画像診断において重要となる．

 MEMO 1

咽頭弓

発生学的視点から，ヒトの胚子では魚類のように鰓（えら）は形成されない．そのため，近年では，鰓弓（鰓裂，鰓嚢）ではなく，咽頭弓（咽頭裂，咽頭嚢）という用語を使うことが多い．

1 舌骨下頸部，口腔・中咽頭領域

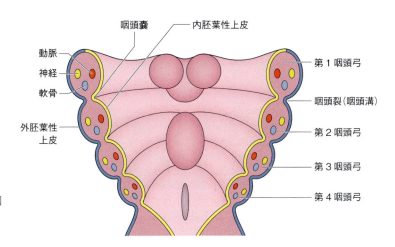

図1 咽頭弓，咽頭裂，咽頭嚢の発生
外側（皮膚側）に咽頭裂が，内側（咽頭内腔側）に咽頭嚢が形成される．
（文献2）を参考に作成）

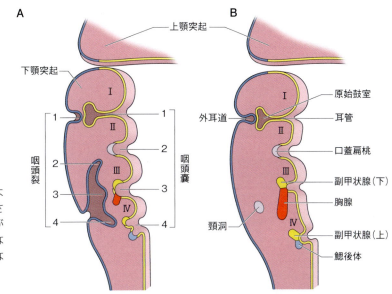

図2 咽頭裂と咽頭嚢に関連する発生
A, B：第2咽頭弓の成長により，第2〜4咽頭裂が覆い隠される．この際に遺残した構造が頸洞を形成し，咽頭裂嚢胞となる．おのおのの咽頭嚢から異なる構造物が形成される．
（文献2）を参考に作成）

■2 第2咽頭裂嚢胞（側頸嚢胞）

　咽頭裂異常では嚢胞形成が多く，時に瘻や洞を生じる．第2咽頭裂嚢胞は，咽頭裂嚢胞で最多で，90％以上を占めるとされる[1]．典型的には，下顎角部に波動を伴う無痛性腫瘤としてみられる．発症は10〜40歳で多く，特に10歳以下が多い[5][6]．扁桃〜舌骨レベルに至る経路のどの部位にも生じうるが，側頸部にみられることが多い．Baileyらは，第2咽頭裂嚢胞を発生位置によって4型に分類している[7]．最も多くみられる2型は，胸鎖乳突筋前縁に沿って頸動脈鞘の外側，顎下腺の後方に位置する（図3）．内頸動脈と外頸動脈の間に外側から内側に向かう，嘴状の突出がみられることがある（beak sign）．この所見は第2咽頭裂嚢胞に特徴的であり，診断の助けとなる．病理組織学的には，ほとんどが嚢胞壁は重層扁平上皮で裏打ちされるが，稀に円柱上皮のことがある．画像では，単房性嚢胞性腫瘤としてみられ，嚢胞壁は造影後に軽度増強される．内容は均一で，CTやMRI，超音

A T2強調像　　　　　　　　　**B** 造影後脂肪抑制T1強調像

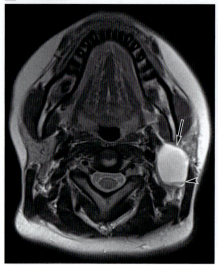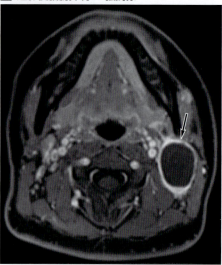

図3 10歳台後半，女性　第2咽頭裂嚢胞
1週間ほど前から左頸部痛があり，腫瘤を自覚．
A：左胸鎖乳突筋の内側に単房性嚢胞性腫瘤を認める（→）．腫瘤は頸動脈鞘の外側，顎下腺の後方にあり，内容はT2強調像で強い高信号を示し，液面形成を伴う（▶）．
B：嚢胞壁は肥厚し，造影後は嚢胞壁に造影効果を伴う（→）．
第2咽頭裂嚢胞に出血を合併したものと診断された．

造影CT

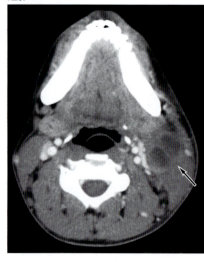

図4 10歳台後半，男性　多房性の第2咽頭裂嚢胞
1週間ほど前から左頸部に疼痛を伴う腫脹が出現．約1年前にも同様のエピソードがあり，抗菌薬投与で軽快していた．左内頸静脈外側に多房性嚢胞性腫瘤を認める（→）．嚢胞壁は高度に肥厚し，周囲に脂肪織濃度上昇を伴う．隣接する胸鎖乳突筋の腫脹もみられる．
感染・炎症を反復し，多房性となった第2咽頭裂嚢胞と診断された．

波で，水と同様の濃度や信号，エコーレベルを呈する．過去の感染や出血により内容液の性状は変化し，嚢胞壁の肥厚や造影後の増強効果亢進もみられ，時に隔壁を伴う多房性腫瘤の形態を示すことがある（図4）[3)6)]．

　最も多くみられる第2咽頭裂嚢胞の2型では，その位置から，レベルIIの嚢胞性リンパ節転移との鑑別がしばしば問題となる（図5）．そのため，この位置に嚢胞性腫瘤をみた際には，HPV（human papillomavirus）陽性の中咽頭癌や甲状腺乳頭癌の可能性も考慮する必要がある．

1 舌骨下頸部，口腔・中咽頭領域

造影CT

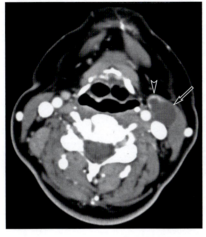

図5 50歳台，女性
甲状腺乳頭癌の囊胞性リンパ節転移
左頸部腫瘤を自覚．
左内頸動脈外側に囊胞性腫瘤を認める（→）．囊胞壁に沿って強く増強される小さな充実成分がみられる（▶）．
穿刺吸引細胞診で甲状腺乳頭癌の転移が疑われ，甲状腺左葉切除を施行，乳頭癌が確認された．

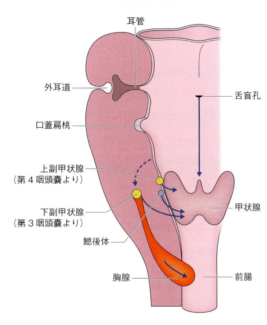

図6 第3，4咽頭囊由来の胸腺と副甲状腺，および甲状腺の発生
第4咽頭囊由来の上副甲状腺と鰓後体は甲状腺背側に下降する．第3咽頭囊由来の下副甲状腺は甲状腺背側に，胸腺は縦隔に下降する．
（文献2）を参考に作成）

3　第3咽頭囊と第4咽頭囊異常（異所性胸腺，異所性副甲状腺，梨状窩瘻）

　第3咽頭囊と第4咽頭囊の異常は関連するため，まとめて説明する．前述のように，咽頭囊を覆う内胚葉性上皮からは，複数の器官が形成される．第3咽頭囊と第4咽頭囊は先端が2つに分かれ，背側翼と腹側翼と呼ばれ，第3咽頭囊背側翼は下副甲状腺，腹側翼は胸腺，第4咽頭囊背側翼は上副甲状腺を形成する（図6）[1)2)4)]．これらは，咽頭壁から離れて下方に遊走する．第3咽頭囊腹側の胸腺原基が下降し，胸郭内まで移動して対側と癒合する．第3咽頭囊背側の下副甲状腺も，この胸腺の下降と一緒に移動し，甲状腺後方に留まる．第4咽頭囊背側由来の上副甲状腺も発生過程で下降するが，胸腺による牽引がないため，下降距離が短く，甲状腺後方の上方に留まる．第4咽頭囊腹側の鰓後体は甲状腺と合体し，傍濾胞細胞を形成し，カルシトニンを分泌する．

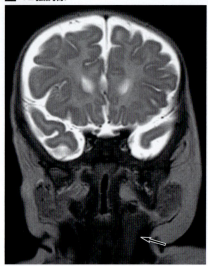 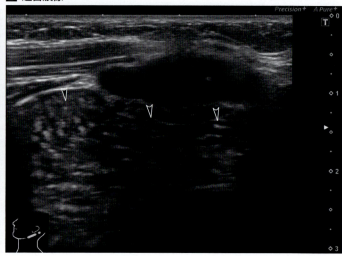

図7 3か月，女児　頸部の異所性胸腺
左頸部に偶発的に腫瘤を指摘．
A：左胸鎖乳突筋深部に中等度信号を示す腫瘤を認める（→）．周囲への圧排は乏しい．
B：低エコーの腫瘤内部に粒状の高エコーが散在している（starry-sky appearance，▸）．この特徴的な所見から，異所性胸腺と診断した．

関連する先天性疾患

1 異所性胸腺 (ectopic thymus)

　異所性胸腺は，第3咽頭嚢由来の胸腺が胸郭内まで下降する経路の途中に留まることによって生じる．この下降経路（thymopharyngeal tract）のどこにでもみられるが，左側に多いとされる．多くは幼児期に診断され，女児よりも男児で多い．異所性胸腺がある患者では，縦隔内に同側の胸腺葉を欠くこともあるとされるが，ほとんどの症例で前縦隔に正常胸腺が確認できる．

　画像所見　小児では，異所性胸腺の診断には基本的に超音波検査が用いられる．超音波では，正常の胸腺組織と同様に低エコーの腫瘤としてみられ，内部に粒状もしくは網状の高エコー域を伴う（starry-sky appearance）（図7）[1) 4)]．超音波でのこの所見は特徴的であり，超音波検査のみで診断可能なことがほとんどである．MRIでは均一な信号を呈し，筋肉と比較してT1強調像で等信号，T2強調像で高信号を示す．稀に，異所性胸腺が甲状腺内に存在することがあり，このような症例では甲状腺腫瘍と間違えてはならない．

　非常に稀に，異所性胸腺に胸腺腫が生じることがあり，画像上は隔壁様構造や囊胞成分，壊死がみられることがある（図8）．

2 異所性副甲状腺 (ectopic parathyroid gland)

　第3咽頭嚢由来の下副甲状腺は胸腺に引き連れて下降するため，下降が正常より過剰であれば，縦隔内の異所性副甲状腺となる．異所性の下副甲状腺の30％が胸腺内に存在するとの報告もある[4)]．第4咽頭嚢由来の上副甲状腺は単独で下降するため，縦隔に及ばず，頸部に留まることが多いとされる[1)]．

1 舌骨下頸部，口腔・中咽頭領域

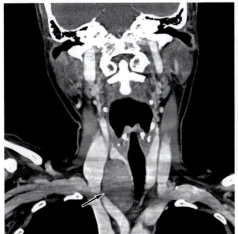
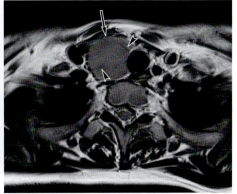
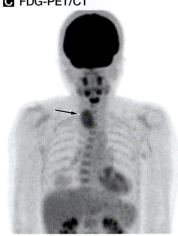

図8 30歳台，女性　異所性胸腺の胸腺腫
健診で頸部腫瘤を指摘.
A：甲状腺右葉の下方に腫瘤を認める（→）．境界明瞭で辺縁平滑，均一に造影される．
B：腫瘤は均一な軽度高信号を示す（→）．内部には隔壁様構造を認める（▶）．
C：腫瘤はFDGの集積亢進を伴う（→）．
摘出術が施行され，胸腺腫と診断された．

画像所見 画像検査としては超音波が最も簡便ではあるが，診断は容易でないことが多く，核医学検査やMRI，CTが併用される．副甲状腺シンチグラフィ（^{99m}Tc-MIBI）が，異所性副甲状腺（副甲状腺腺腫）の局在診断に有用である（図9）．CTやMRIでは，病変のサイズや周囲組織との関係などの手術に必要な情報を正確に把握することができる．腫瘍と間違えて生検や摘出術が施行されないように注意が必要である．

3 梨状窩瘻（pyriform sinus fistula）

梨状窩瘻は第4咽頭嚢由来の副甲状腺が下降する過程で，この経路が開存したまま遺残することで生じる．梨状窩〜甲状腺後方まで瘻が生じ，瘻を背景とした炎症や膿瘍形成が診断の契機となる．ほとんどの症例で左側に生じ（**MEMO 2**），甲状腺への炎症波及や膿瘍形成

> **MEMO 2**
> **梨状窩瘻と咽頭弓の発生**
> 　梨状窩瘻の90％以上が左側に生じるとされる．第3咽頭嚢と第4咽頭嚢の異常が左側に多い理由ははっきりしていないが，咽頭弓の発生と関連するとの仮説がある．第4咽頭弓は左側が大動脈弓を形成，右側が右鎖骨下動脈の形成するため，この発生の左右差が，病変が生じる頻度に関連するのではないかと推察されている[1]．

2章 発生学的視点からみる頭頸部病変

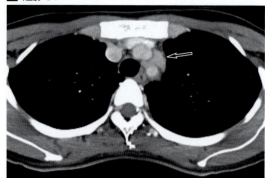

A 造影CT

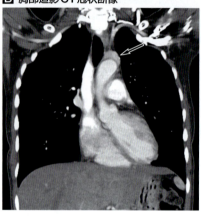

B 胸部造影CT冠状断像

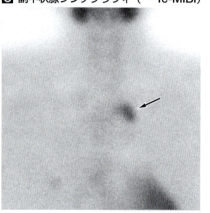

C 副甲状腺シンチグラフィ（99mTc-MIBI）

図9 20歳台，女性　縦隔の異所性副甲状腺腺腫

健診で血中カルシウム高値を指摘され，精査で副甲状腺機能亢進症が疑われた．
A，B：大動脈弓上方に境界明瞭な結節を認める（→）．造影後は均一に強く増強される．
C：大動脈弓上方の結節に一致する集積を認める（→）．
摘出術が行われ，副甲状腺腺腫と診断された．

を伴いうる[1)6)]．小児でも成人でも，他の原因で甲状腺付近に感染を来すことは稀なため，甲状腺左葉付近に炎症や膿瘍がある患者では，梨状窩瘻を第一に疑わなければならない．

画像所見 活動性の炎症を生じている際，画像では，甲状腺左葉近傍に炎症や膿瘍形成を反映した軟部組織の腫脹や異常な造影効果を認める（図10）．CTやMRIでは瘻自体は描出できないことが多く，下咽頭造影や超音波検査，内視鏡検査が瘻の証明に有用である．

4 甲状腺の発生と病態

甲状腺の発生は，咽頭弓と咽頭裂，咽頭囊由来の先天異常とは区別される．甲状腺は，第1および第2咽頭囊の間で，舌根部の舌盲孔付近の内胚葉から発生し，正中を下降する（図6参照）．舌骨と喉頭軟骨の前方を下降し，胎生7週には気管前方まで達する（図11）[2)]．この下降時に舌盲孔〜甲状腺の間に細い管が形成され，これを甲状舌管と呼ぶ[1)4)]．

関連する先天性疾患

1 異所性甲状腺（ectopic thyroid）

甲状腺がこの下降経路（甲状舌管）の途中に留まると，異所性甲状腺となる．この下降経路のいずれの部位にも生じうるが，舌根の舌盲孔領域に最も多く，lingual thyroidと呼ばれる．無症状のものは画像検査で偶発的に発見されるが，病変が大きい場合は嚥下障害や嗄声，呼吸苦を来すことがある[4)]．甲状腺機能低下を来すこともある．異所性甲状腺がある

1 舌骨下頸部，口腔・中咽頭領域

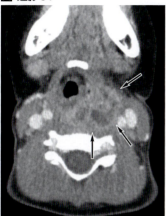 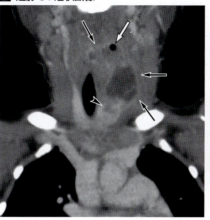 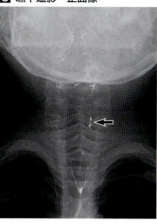

A 造影CT　　**B** 造影CT冠状断像　　**C** 嚥下造影　正面像

図10 6歳，女児　梨状窩瘻

左頸部に疼痛を伴う腫脹が出現．

A，B：下咽頭左後方～下方に連なる辺縁に造影効果を伴う液体貯留がみられ，周囲に脂肪織濃度上昇を伴う（**A，B**；→）．膿瘍に合致する．下方では甲状腺左葉に低吸収域があり（**B**；▶），炎症の波及がみられる．液体貯留内にガスもあり（**B**；⇨），梨状窩瘻を強く疑った．

C：左梨状陥凹から連続する瘻孔が確認された（→）．

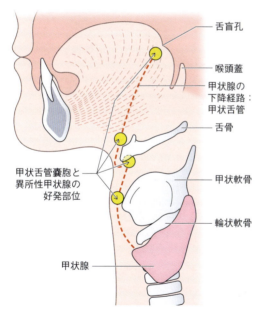

図11 甲状腺の下降経路

甲状腺は舌根部の舌盲孔となる部位から，舌骨と喉頭軟骨の前方を下降し，気管前方に至る．この経路を甲状舌管と呼び，甲状舌管嚢胞と異所性甲状腺はこの経路のいずれにも生じる．
（文献2）を参考に作成）

患者の70～90%では，異所性甲状腺が唯一の甲状腺組織であるとされ，このような患者で異所性甲状腺を摘出すると，ホルモン補充療法を生涯行わなければならない．異所性甲状腺をみた際には，正所に甲状腺組織の有無を確認する必要がある．

画像所見　異所性甲状腺は正常甲状腺と同様に単純CTで高吸収を呈し，造影後は強く増強される．石灰化を伴うこともある（図12）．MRIのT2強調像では軽度高信号を示す．甲状腺シンチグラフィも異所性甲状腺の検出に有用である．非常に稀ではあるが（1%未満），異所性甲状腺に悪性腫瘍が生じることもある[4]．

2章 発生学的視点からみる頭頸部病変

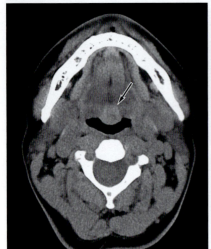
A 単純CT

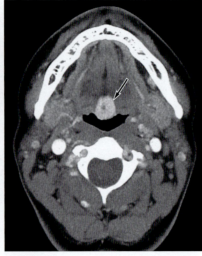
B 造影CT

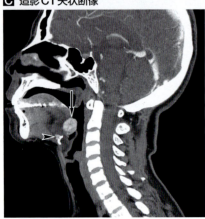
C 造影CT矢状断像

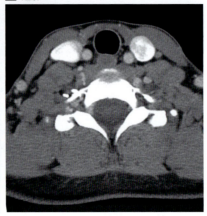
D 造影CT

図12 40歳台，女性 舌根部の異所性甲状腺
咽頭痛で近医を受診した際に指摘．
A：単純CTで舌根部正中に高吸収な腫瘤を認める（→）．
B：腫瘤は造影後は均一に強く増強される（→）．
C：舌骨正中前面に接する結節もあり（▶），舌根部の腫瘤（→）と同様の性状を示す．
D：正所に甲状腺組織を認めない．
異所性甲状腺と診断，甲状腺機能低下を伴っており，ホルモン補充療法施行後に舌根部の腫瘤の軽度縮小がみられた．

❷甲状舌管嚢胞（正中頸嚢胞）[thyroglossal duct cyst (midline cervical cyst)]

　甲状舌管は正常な発生過程では胎生8～10週で消失するが，約5％で甲状舌管内に甲状腺組織が遺残し，嚢胞を生じることがあり，甲状舌管嚢胞と呼ばれる．嚢胞壁は病理組織学的に扁平上皮～線毛円柱上皮までみられ，時に甲状腺組織を含む．異所性甲状腺と同様に，甲状舌管の経路のいずれの部位にも生じうるが，舌骨下レベルに多く（65％），舌骨上レベルが20％，舌骨レベルが15％である[6]．舌骨上病変は正中に位置するが，舌骨下病変はしばしば傍正中にみられる．

　画像所見　典型的には，壁の薄い嚢胞性腫瘤としてみられるが，多房性のこともある．感染や出血の合併では，嚢胞壁が肥厚し，造影効果を伴うことがある．嚢胞内容も単純CTで高吸収，T1強調像で高信号を示すこともある．舌骨下病変では，舌骨下筋群の深部に存在することが特徴的であり，他の嚢胞性病変と区別することができる（図13）．傍正中に存在する場合も，舌骨体部正中に向かう瘻孔様構造がみられれば，診断できる（図14）．嚢胞壁に異所性の甲状腺組織を伴うことがあり，CTでは強い造影効果を伴う充実成分として確認できる（図13）．

1 舌骨下頸部，口腔・中咽頭領域

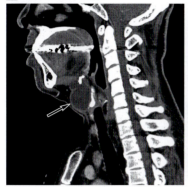
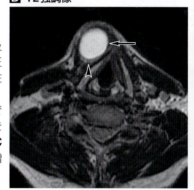
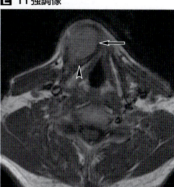

A 造影CT矢状断像　**B** 単純CT　**C** 造影CT

D T2強調像　**E** T1強調像

図13 40歳台，男性　甲状舌管嚢胞
家族から頸部腫脹を指摘．
A～E：舌骨直下～甲状軟骨前方に及ぶ単房性嚢胞性腫瘤を認める（→）．正中やや右寄りの舌骨下筋群深部に存在し，舌骨下筋を前方に圧排している．嚢胞内容は均一で，T2強調像（D）で高信号，T1強調像（E）で淡い高信号を示す（→）．限局した壁肥厚がみられ（C～E：▶），この部分は造影後に強く増強され，甲状腺成分が疑われる．
甲状舌管嚢胞と診断，摘出術が施行され，嚢胞壁の一部に甲状腺組織を認めた．

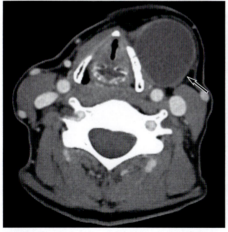
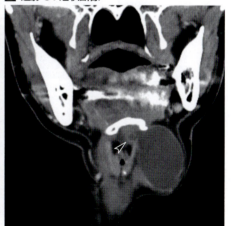

A 造影CT　**B** 造影CT冠状断像

図14 60歳台，女性　側頸部の甲状舌管嚢胞
40年前から左頸部に腫瘤を自覚．
A：甲状軟骨左側板の外側に単房性嚢胞性腫瘤を認める（→）．舌骨下筋群を前方に圧排し，上方は舌骨直下に及ぶ．
B：腫瘤から舌骨体部正中に向かう瘻孔様構造がみられ（▶），甲状舌管嚢胞と診断した．

2章 発生学的視点からみる頭頸部病変

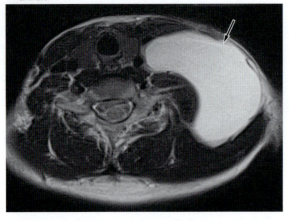

図15 20歳台，女性　リンパ管奇形
2年前から左頸部に腫瘤を自覚．疼痛はない．
左胸鎖乳突筋後方の後頸三角に大きな単房性嚢胞性腫瘤を認める．嚢胞壁は薄く，内容は均一で強い高信号を示す（→）．リンパ管奇形に合致する．

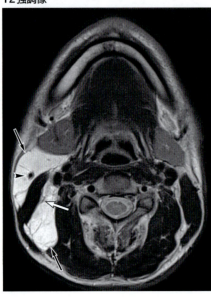

図16 20歳台，男性　リンパ管奇形
右頸部腫脹を自覚．
右頸部に多房性嚢胞性腫瘤を認める．嚢胞壁や隔壁は薄く，内容は均一で強い高信号を示す（→）．右外頸静脈（▶）や胸鎖乳突筋（⇨）を取り囲むように進展しており，リンパ管奇形に合致する．

3 リンパ管奇形 (lymphatic malformation)

　リンパ管は血管より遅れて胎生5〜6週にリンパ嚢として発生する．頸部では，両側の頸リンパ嚢が前主静脈と後主静脈の合流点付近と交通し，この外側に出現する．発生過程で生じるリンパ嚢と静脈との交通障害が，リンパ管奇形の原因と考えられている．リンパ管奇形は頭頸部（特に後頸三角75％）と腋窩（20％）に多くみられ，これらは頸リンパ嚢や腋窩リンパ嚢の解剖学的分布にも一致する[6]．

　画像所見　画像上は，典型的には後頸三角に単房性もしくは多房性の嚢胞性腫瘤としてみられ，内容は水と同様の性状を示す（図15）．感染や出血の既往がない場合は，嚢胞壁は薄く，造影効果もみられない．筋肉や血管などの既存構造の間に入り込む，もしくは取り囲むような進展形式は特徴的である（図16）．

おわりに

　咽頭弓や甲状腺の発生異常に起因する先天性疾患を中心に解説した．頸部の先天性疾患の画像診断と治療戦略には，発生学的知識が重要な鍵となる．本項の内容が日常臨床における診断や治療の一助となれば幸いである．

■■■ 文献 ■■■

1) 河野達夫：頸部：咽頭弓の発生と先天異常．小児先天性疾患に強くなる－疾患の成り立ちから診断まで－．画像診断 **31**: 536-548, 2011.
2) Sadler TW（著），山田重人，安田峯生（訳）；ラングマン人体発生学，第11版．メディカル・サイエンス・インターナショナル, 2016.
3) Adams A, Mankad K, Offiah C, et al: Branchial cleft anomalies: a pictorial review of embryological development and spectrum of imaging findings. Insights Imaging **7**: 69-76, 2016.
4) Kurokawa M, Kurokawa R, Tamura K, et al: Imaging features of ectopic tissues and their complications: embryologic and anatomic approach. RadioGraphics **43**: e220111, 2023.
5) Koeller KK, Alamo L, Adair CF, et al: Congenital cystic masses of the neck: radiologic-pathologic correlation. RadioGraphics **19**: 121-146; quiz 152-153, 1999.
6) 尾尻博也：頭頸部の臨床画像診断学，改訂第4版．南江堂, 2021.
7) Bailey H: The clinical aspects of branchial cysts. Br J Surg **10**: 565-572, 1923.

2章 発生学的視点からみる頭頸部病変

2 舌骨上頸部（口腔・中咽頭を除く）

服部真也，羽柴 淳，向井宏樹

- 鼻腔周囲の発生と，それに由来する先天奇形を取り上げる．特に，新生児期～乳児期早期において，この領域の奇形は呼吸不全や中枢神経感染症を引き起こす可能性があり，注意を要する．
- 鼻腔以外の頭頸部・中枢神経領域にも形成異常を合併する例があり，標的病変以外にも注意を払う必要がある．

　鼻腔は，顔面中央部，外鼻孔の深部に位置する気腔であり，呼吸，吸気の加湿・加温・フィルタリング，匂いの感知，音声の共鳴など多岐にわたる機能を担っている．特に，新生児期～乳児期早期においては，呼吸の大部分を鼻呼吸に依存するため，鼻腔狭窄を来す疾患は重度の呼吸不全を引き起こす可能性がある．また，鼻腔は骨構造を介して頭蓋内と隣接しているため，その形成異常は中枢神経感染症のリスクとなりうる．異常に気づけば鑑別診断に悩むことは少ないため，疾患概念を知っておくことが重要である．本項では，鼻腔およびその周辺構造の発生学的背景を概説し，それに関連する先天奇形をいくつか取り上げる．

1 顔面正中構造の発生

　胎生第4週早期に，口の原基である口陥（stomodeum）の周りを取り囲むように顔面の原基が発生する．具体的には，将来的に前額部から鼻部を形成する前頭鼻隆起（fronto-nasal prominence），上顎となる1対の上顎隆起（maxillary prominence），下顎を形成する1対の下顎隆起（mandibular prominence）である．第4週末期には，前頭鼻隆起の下外側部に表皮外胚葉の楕円形肥厚が1対発生し，nasal placodeと呼ばれる．第5週にはnasal placodeは空洞となり，鼻窩（nasal pit）を形成する．鼻窩の内側と外側の縁は，それぞれ内側鼻隆起（medial nasal prominence）と外側鼻隆起（lateral nasal prominence）と呼ばれる．上顎隆起は内側に成長し，内側鼻隆起に由来する顎間部（intermaxillary segment）と癒合する．第7週には，外側鼻隆起から鼻翼，内側鼻隆起から鼻中隔と鼻尖，人中，上顎隆起から頬部の上半分と上唇，下顎隆起から頬部の下半分と下唇，下顎がそれぞれ発生する（図1）[1]．

2 舌骨上頸部（口腔・中咽頭を除く）

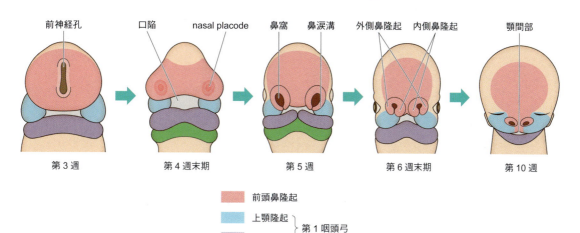

図1 顔面正中構造の発生
前頭鼻隆起およびそこから派生する外側・内側鼻隆起が，前額部〜鼻部，人中を形成する．上顎隆起からは頬部と上唇，下顎隆起からは頬部と下唇，下顎が発生する（前神経孔，口陥，nasal placode，鼻窩，鼻涙溝などの構造は，他項でも取り扱われるので，その都度参照していただきたい）．
（文献1を参考に作成）

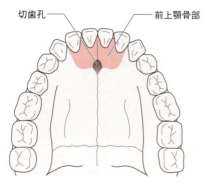

図2 成人の口蓋の模式図
硬口蓋の前上顎骨部は内側隆起（顎間部）に由来する．この部分が過剰骨化，形成異常を来し，先天性梨状口狭窄が生じるという仮説がある．

関連する疾患

1 先天性梨状口狭窄（congenital nasal pyriform aperture stenosis）

　梨状口は鼻腔の入口であり，鼻気道の最も狭い部分である．この部位が先天的に狭小であると，出生後早期に鼻閉を伴う呼吸障害，哺乳不良を呈する．重症例では，気管挿管と経管栄養を要することもある．内側鼻隆起は硬口蓋の前上顎骨部（premaxillary part，切歯孔よりも前方の小領域）を形成し，この部分が過剰骨化を来すことで本疾患が発生するという仮説がある（図2）[2]．手術加療（下鼻甲介粘膜切除術や梨状口拡大術など）が選択されることもあるが，成長に伴い鼻腔が拡大すると自然軽快するため，鼻腔ステント留置や鼻腔への挿管チューブ留置によって呼吸状態・哺乳状態を安定させ，成長による鼻腔拡大を待つ治療法も報告されている[3]．
　CTによる梨状口幅の測定が診断に有用であり（図3），満期産児で梨状口の幅が11mm未満の場合に本疾患と診断するという基準が提唱されている[4]．本疾患は単独でみられることもあるが，しばしば奇形症候群の部分症状として認められ，特に，顔面や中枢神経系の正中構造の奇形を伴うことが多い．具体的には，単一の上顎中切歯（solitary central

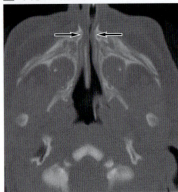
A 単純CT（骨条件）

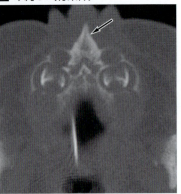
B 単純CT（骨条件）

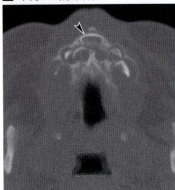
C 単純CT（骨条件）

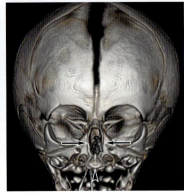
D volume rendering像

図3 生後8日，女児　先天性梨状口狭窄
出生直後より鼻閉と哺乳不良あり．
A〜D：梨状口の幅は5mmと著明に狭小化している（A, D；→）．前鼻棘の骨性増殖と突出がみられる（B；→）．単一の上顎中切歯（solitary central maxillary incisor）を伴っている（C, D；▶）．
頭蓋内構造および内分泌的に異常は認めなかった．高流量鼻カニュラ酸素療法のみで酸素化は安定し，成長とともに症状には改善傾向がみられた．

maxillary incisor）や口蓋裂の合併が挙げられる（図3）[5]．また，中枢神経奇形としては視床下部－下垂体軸の異常を伴うことが多く[6]，全前脳胞症の合併もしばしば報告されている．先天性梨状口狭窄においては，頭部MRIによる頭蓋内構造評価や内分泌学的な評価も検討すべきである．

2 鼻腔の発生

　胎生第4週頃，口陥の深部には内胚葉由来の前腸（foregut）が位置する．口陥と前腸は当初，buccopharyngeal membraneと呼ばれる膜で隔てられている．これが破れて両者は交通し，将来的に口腔となる．第5週には鼻窩が生じ，徐々に深くなることで鼻嚢（nasal sac）となり，最終的に鼻腔が形成される．当初，鼻嚢と口腔はoronasal membraneによって分けられているが，第6〜7週にかけて膜が破裂し，原始後鼻孔（primitive choana）が形成される．原始後鼻孔によって，鼻腔と口腔は交通することになる（図4）[1]．

> **関連する疾患**

1 後鼻孔閉鎖（choanal atresia）

　発育過程で鼻腔が開通せず，後鼻孔が閉鎖している疾患である．buccopharyngeal membraneまたはoronasal membraneの破裂が正常に起こらないことで生じるとい

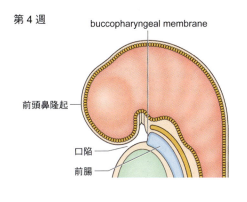
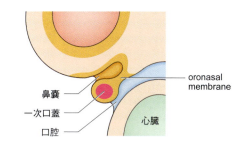
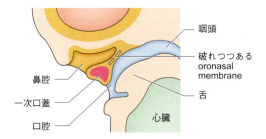
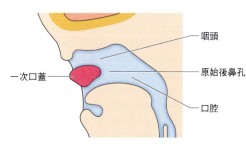

図4 鼻腔から後鼻孔の形成

胎生第4週にbuccopharyngeal membraneが破れることで，口陥（後の口腔）と前腸（後の消化管）が交通する．その後，口腔の上部に鼻嚢が生じ，両者の間に存在するoronasal membraneが破れて原始後鼻孔が形成され，鼻腔と口腔がつながることになる．buccopharyngeal membraneまたはoronasal membraneの破裂が正常に起こらない場合に，後鼻孔閉鎖が生じるという説がある．
（文献1）を参考に作成）

う仮説がある[7)8)]．両側性の場合，鼻呼吸に依存する新生児は気道閉塞に陥るため，緊急の対応が必要になる．片側性の場合は罹患側の鼻閉や鼻汁を来すが，小児では訴えが明らかでなく，診断が遅れる例もある．治療は内視鏡下の後鼻孔開放術が第一選択であり，再狭窄を防止するためには，鼻中隔後端を構成する鋤骨の除去が重要であるという報告もある[9)]．

70%が骨性と膜性成分の混合，30%が骨性閉鎖であり[10)]，画像診断としては，鼻道を横切る異常な骨構造を検索することが重要である．また，本疾患は合併奇形が多く，特に背景疾患としてCHARGE症候群の頻度が高い[11)]．CHARGE症候群は，神経堤細胞の遊走障害により頭頸部領域や心臓に形成異常を示す奇形症候群である．主徴候である視神経コロボーマ（coloboma），心奇形（heart defects），後鼻孔閉鎖（atresia choana），成長障害・発達遅滞（retardation of growth and developmental delay），外陰部低形成（genital anomalies），耳奇形・難聴（ear anomalies）の頭文字をとって命名された．両側すべての三半規管が低形成を示すという特徴的な画像所見がある．他にも，視神経コロボーマ，口唇口蓋裂，coronal clival cleft，嗅球・嗅裂の低形成，顔面神経欠損など頭頸部領域に奇形を合併するため，比較的診断しやすい疾患である．CHARGE症候群合併例では周術期リスクが高いため，気管切開を行い，患児の成長を待ってからの手術を推奨する報告もあり[12)]，画像診断する意義は大きい．後鼻孔閉鎖をみた際には，側頭骨の三半規管に注目してCHARGE症候群を診断する（図5）．逆に，CHARGE症候群の症例では後鼻孔閉鎖の有無を確認すべきである．

2章 発生学的視点からみる頭頸部病変

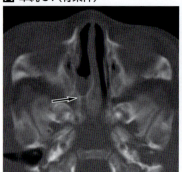
A 単純CT（骨条件）

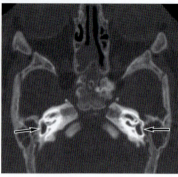
B 単純CT（骨条件）

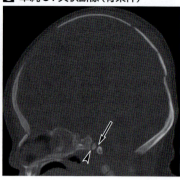
C 単純CT矢状断像（骨条件）

図5 生後1か月，男児　後鼻孔閉鎖，CHARGE症候群

胎児期より先天性心疾患が疑われ，出生後に完全大血管転位Ⅱ型と右顔面神経麻痺が判明した．右鼻腔より胃管の挿入ができない．
A：右鼻腔内を横走する骨構造がある（→）．
B：両側側頭骨をみると，前庭は存在するものの，三半規管が全く確認できない（→）．CHARGE症候群を強く疑う．
C：斜台（後頭骨基底部）に，本来存在しない裂隙がみられる（→）．coronal clival cleftと称され，これもCHARGE症候群でしばしば認められる所見である．正常のspheno-occipital synchondrosis（▶）と間違えないように注意する．
CHARGE症候群では，顔面に特徴的な異常所見が多数みられる．後鼻孔閉鎖の症例では，鼻腔以外の領域にも目を向ける必要がある．

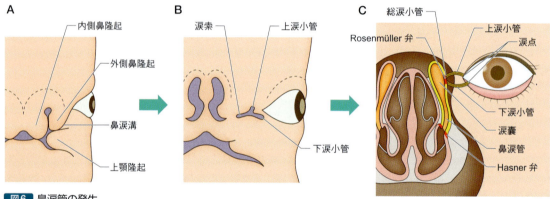

図6 鼻涙管の発生

A，B：外側鼻隆起と上顎隆起の間には鼻涙溝が生じ，この部位で表皮外胚葉が間葉組織に埋没することで涙索となる．涙索内部がアポトーシスによって管腔状に変化することで，涙道が形成される．
C：下鼻甲介への開口部にみられるHasner弁や，涙小管と涙嚢との間に位置するRosenmüller弁が，機械的・機能的に閉塞すると先天鼻涙管閉塞や先天涙嚢瘤が生じる（Rosenmüller弁に関しては，解剖学的な弁構造として存在するのかは議論がある）．
（文献14）15）を参考に作成）

3　鼻涙管の発生

　胎生第6週では，上顎隆起と外側鼻隆起は鼻涙溝（nasolacrimal groove）という溝によって分離されている（図1）．この2つの隆起の表皮外胚葉層はやがて融合するが，溝の底の外胚葉は上皮性の涙索（lacrimal cord）となって表皮外胚葉から分離し，間葉組織に埋没する．第8週の終わりには，涙索の外側端は上・下涙小管に分岐し，より内側寄りでは拡張して涙嚢

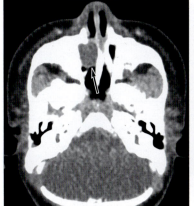
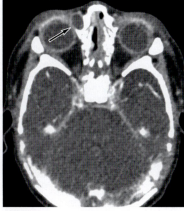
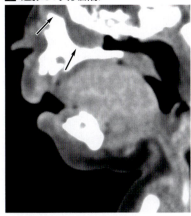
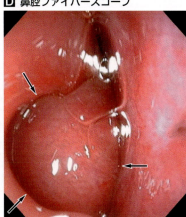

図7 生後8日，男児
先天涙嚢瘤
強い鼻閉と酸素化低下（SpO$_2$ 88%）あり．
A：右鼻腔内に突出する嚢胞性病変があり，右鼻道を閉塞させている（→）．
B：右涙嚢も拡張している（→）．
C：右涙嚢から下鼻甲介開口部にかけてダンベル状の嚢胞性病変がみられ（→），右鼻涙管を拡張させている．
D：右下鼻道を占拠する嚢胞性病変がある（→）．右内眼角を圧迫すると，鼻腔内嚢胞の増大がみられた．プロービング（ブジー治療）と経鼻的造瘻術（鼻腔内嚢胞切開）によって，症状が改善した．

を形成する．第9週頃からアポトーシスによって涙索の内部に管腔が生じ，鼻涙管となる．鼻涙管下端は胎生末期までに下鼻道に開口する．鼻側の開口部において，鼻涙管上皮は内胚葉由来の鼻粘膜に強固に接着し，それらが一緒になって厚いHasner弁を形成する．通常，出生時あるいは出生後数週以内にHasner弁は破裂し，涙道は下鼻道に開口する（図6）[1) 13)〜15)]．

関連する疾患

1 先天鼻涙管閉塞（congenital nasolacrimal duct obstruction；CNLDO）

新生児の6〜20％に生じる頻度の高い疾患である．下鼻道への開口部にあるHasner弁が，出生後に開存せずに膜性に閉鎖することで生じるものが多い．生後1か月以内に流涙または眼脂で発症し，これを繰り返す．結膜炎や眼瞼炎を合併することもある．生後12か月までに96％が自然治癒するとされ[16)]，急性涙嚢炎などの合併がなければ，経過観察がなされることが多い．

2 先天涙嚢瘤（congenital dacryocystocele）

先天鼻涙管閉塞の亜型として，先天涙嚢瘤がある．これは，Hasner弁に加えてRosen-müller弁（涙小管と涙嚢との間の弁あるいは皺壁）の閉塞を合併した場合に，涙嚢から鼻涙管内に粘液もしくは羊水が貯留して大きく拡張する病態である（図7）．涙嚢ヘルニアと

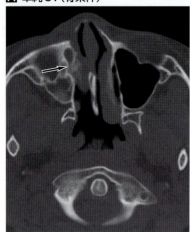 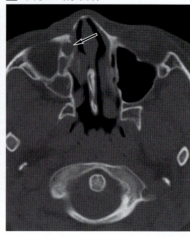

A 単純CT（骨条件）　**B** 単純CT（骨条件）

図8 8歳，男児　顔面奇形による鼻涙管の骨性狭窄
A：右下鼻甲介の過剰骨化と右上顎洞壁の肥厚がみられ，右鼻涙管は下鼻道への開口部で骨性に狭窄している（→）．
B：涙嚢鼻腔吻合術がなされており，右鼻涙管の内側壁が削られている（→）．

同義に扱われる場合もあるが，文献によって定義が異なっており，嚢胞が涙嚢の前方に突出するものを涙嚢ヘルニアと呼称する文献もある[17]．10％以上で乳児期に急性涙嚢炎や蜂窩織炎を合併し，鼻涙管粘膜が鼻腔へ嚢胞状に大きく拡張する例や両側性の場合は，重度の呼吸困難，哺乳不良の原因となることがある．このような感染合併例や気道閉塞例は，できるだけ早期の外科治療が奨められる[18]．CTやMRIによる緊急の画像検査がなされることも多いが，病態を知ってさえいれば画像診断は容易である．

3 鼻涙管の骨性閉鎖／狭窄

この他，画像検査で言及すべき鑑別疾患として，鼻涙管の骨性閉鎖/狭窄がある（図8）．この病型では，プロービング（ブジー治療），経鼻的造瘻術など通常行われる外科治療は無効であり，涙嚢鼻腔吻合術が必要になる[19]．

4 鼻根部の発生

胎生22日頃から神経管が形成されるが，神経管の吻側端と尾側端は当初，羊膜腔に開放されている．この開放部のことをそれぞれ，前神経孔（anterior neuropore）と後神経孔（posterior neuropore）という．前神経孔は将来的に前頭鼻隆起となる部位に開口しており（図1参照），第8週までに次のような複雑な過程を経て閉鎖する．前神経孔の周囲には前頭骨，篩骨，鼻骨が発達する．鼻骨後方にはprenasal spaceと呼ばれる潜在腔があり，この構造は前頭骨の下側と発達中の鼻骨の間にあるfonticulus frontalisと融合することによって，最終的に閉鎖される．第4～7週にかけて，漏斗状の硬膜突起が前頭蓋底の欠損孔である盲孔（foramen caecum）を通り，prenasal space，鼻骨下縁を通過して，表皮外胚葉と一過性に接する．硬膜突起はやがて表皮外胚葉から離れて，頭蓋内に退縮していく（図9）[20]．

新生児期には篩骨篩板の骨化は不十分だが，数か月の経過で急激に進行する．骨化は外側の篩骨蜂巣から正中線上の垂直板，鶏冠に向かって進み，2歳の時点では，盲孔近傍の一部を除きほとんど骨化が完成する．成人でも，盲孔は頭蓋底前方の盲端で終わる構造として描出される（図10）．

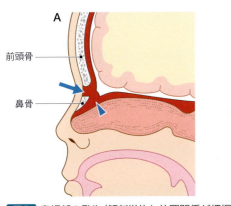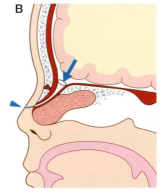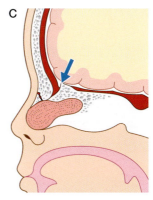

図9 鼻根部の発生（解剖学的な位置関係が把握しやすいように鼻部や口腔を書き加えているが，実際にはこれらの構造も同時並行で形成される）
A：前頭骨と鼻骨の間にみられる軟骨性の間隙がfonticulus frontalis（→），鼻骨後方の潜在腔がprenasal space（▶）である．
B：胎生4〜7週にかけて，硬膜突起が盲孔（→）から陥入し，prenasal spaceを通って鼻梁の表皮外胚葉と接する（▶）．
C：正常であれば硬膜突起は退縮し，盲孔は盲端に終わる構造として残存する（→）．
（文献20）を参考に作成）

A 〜 C 単純CT冠状断像（骨条件）
A 生後6日　　**B** 1歳1か月　　**C** 2歳3か月

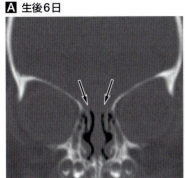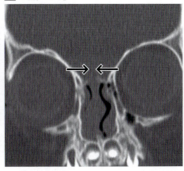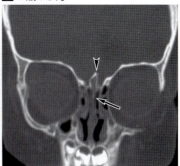

D 〜 F 単純CT矢状断像（骨条件）
D 生後6日　　**E** 1歳1か月　　**F** 2歳3か月

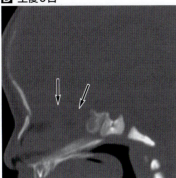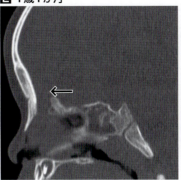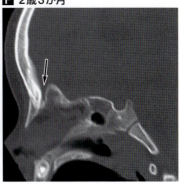

図10 女児　篩骨篩板の骨化過程
A, D：生直後は，篩骨篩板の骨化はなされていない（→）．
B, C, E：左右方向では，外側の篩骨蜂巣から正中線上の垂直板（C；→），鶏冠（C；▶）に向かって，骨化が進む（B；→は進行方向）．前後方向では，後方から盲孔に向かって骨化が進行する（E；→は進行方向）．
F：2歳頃には，盲孔（→）を除き，ほとんど骨化が完成する．

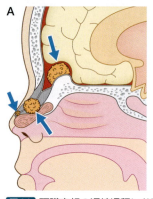 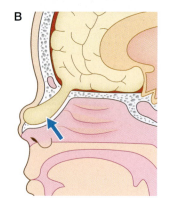 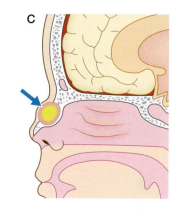

図11 硬膜突起の退縮過程における異常

A：硬膜突起が退縮する際に表皮外胚葉が引き込まれると，dermoid/epidermoid cystが生じる（→）．これらの病変は，鼻根部皮下～頭蓋内に至るまで，経路上のいずれにも生じうる．
B：硬膜突起の退縮不全を来し，盲孔部に骨欠損を生じると，同部位に脳実質がヘルニアを来す（→）．このようにして，frontonasal meningoencephaloceleが生じるという仮説がある．
C：meningoencephaloceleが頭蓋内と連続性を失うことで，nasal glioma（腫瘍ではなく，異所性脳組織）が硬膜突起の退縮経路に生じるとされる（→）．
（文献20）を参考に作成）

関連する疾患

　胎生期に前神経孔が退縮する過程で，硬膜突起が表皮外胚葉から完全に分離せずに，表皮の要素が退縮する硬膜路に引き込まれることがある．この時，退縮経路に沿って類皮嚢腫／類表皮嚢腫（dermoid/epidermoid cyst）あるいは鼻部先天性皮膚洞（nasal dermal sius；NDSC）が生じる（図11）[20]．

1 類皮嚢腫／類表皮嚢腫（dermoid/epidermoid cyst）

　dermoid/epidermoid cystは，表皮外胚葉が封入されて生じる嚢胞である．嚢胞壁に皮膚付属器（脂腺，汗腺，毛包など）を伴うものをdermoid cyst，伴わないものをepidermoid cystと呼ぶ．鼻先部，鼻中隔，prenasal spaceの他，頭蓋内，盲腸孔のレベルや鶏冠の近傍に嚢胞性病変として生じる．拡散強調像で高信号を示す場合は診断しやすいが，内容物の性状により，また，空気によるアーチファクトを受けて，高信号として描出されない場合もある．dermoid cystは皮脂腺からの分泌物を豊富に含む場合，T1強調像で高信号を示すことがあり，脂肪腫と誤認しないように注意が必要である．

2 鼻部先天性皮膚洞（nasal dermal sinus）

　嚢胞ではなく，上皮細胞に裏打ちされた管腔構造として病変がみられる場合は，nasal dermal sinusと呼ばれる（図12）．鼻梁正中線上にみられ，小孔として体表に開口することが多い．瘻孔は皮下で盲端に終わることもあれば，頭蓋底の一部に及ぶ例もある．発生機序が共通するため，dermoid/epidermoid cystを伴うことも多い．広い鼻梁や眼間開離を半数程度に合併する．頭蓋内に瘻孔が及ぶ例では，髄膜炎や硬膜外膿瘍のリスクがあるため，病変の進展範囲評価のためにCTやMRIが必要になる．

2 舌骨上頸部（口腔・中咽頭を除く）

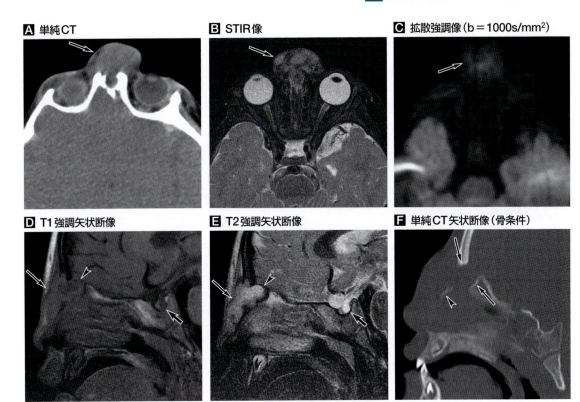

図12 1歳8か月，男児　nasal dermal sinus
出生時より，鼻根部正中の腫脹を繰り返している．
A，B：鼻根部正中皮下に軟部腫瘤が形成されている（→）．
C：拡散強調像で腫瘤は淡い高信号を呈している（→）．
D，E：T1強調像，T2強調像ともに腫瘤は不均一な信号を示す（→）．鼻根部の皮下腫瘤は，骨欠損部を介して前頭部硬膜直下にまで進展している（▶）．
F：前頭骨と鼻骨，篩骨の境界部に骨欠損がみられる（→）．
外科的に硬膜付着部を離断，皮膚洞の摘出がなされ，骨欠損部は骨弁移植により再建された．鼻骨（F；▶）の上縁に病変の中心が存在することから，厳密にはfonticulus frontalisの位置に生じた病変と考える方がよいかもしれない．なお，偶発所見としてRathke嚢胞がある（D，E；⇒）．

3 前頭鼻部髄膜脳瘤，または鼻腔内グリオーマ
(frontonasal meningoencephalocele, nasal glioma)

この他，盲孔の閉鎖不全によって生じた骨欠損部に脳組織が入り込むことによって，frontonasal meningoencephaloceleやnasal glioma（nasal glial heterotopia）が発生するという仮説がある（図11参照）．

これらの発生異常は，盲孔を通る硬膜突起の退縮経路上に認めることが多いが，fonticulus frontalis近傍に生じる例もある[19]．

おわりに

　鼻腔およびその周辺構造の発生を概説し，それに関連する先天奇形をいくつか紹介した．特に小児において，鼻道の閉塞を来す形成異常は重篤な呼吸不全の原因になるが，梨状口狭窄や後鼻孔閉鎖など所見がわかりにくいものもあり，疾患を想定した上で局所所見に注目することが重要である．さらに，鼻腔以外にも奇形を合併する例が存在するため，標的病変以外の領域にも注意を払う必要がある．本項が，鼻腔周囲の先天奇形に対する理解と，適切な診断，治療方針決定の一助となれば幸いである．

■■■ 文献 ■■■

1) Moore KL（原著），大谷　浩，小川典子・他（訳）；ムーア人体発生学，原著第11版．医歯薬出版，2022．
2) Brown OE, Myer CM 3rd, Manning SC: Congenital nasal pyriform aperture stenosis. Laryngoscope 99: 86-91, 1989.
3) 大塚雄一郎，根本俊光，晝間　清・他：片側の鼻腔ステント留置と経鼻ハイフロー療法が有効であった気管挿管を要した先天性梨状口狭窄例．日鼻科会誌 61: 118-123, 2022.
4) Belden CJ, Mancuso AA, Schmalfuss IM, et al: CT features of congenital nasal piriform aperture stenosis: initial experience. Radiology 213: 495-501, 1999.
5) Thomas EM, Gibikote S, Panwar JS, et al: Congenital nasal pyriform aperture stenosis: a rare cause of nasal airway obstruction in a neonate. Indian J Radiol Imaging 20: 266-268, 2010.
6) Guilmin-Crépon S, Garel C, Baumann C, et al: High proportion of pituitary abnormalities and other congenital defects in children with congenital nasal pyriform aperture stenosis. Pediatr Res 60: 478-484, 2006.
7) Ramsden JD, Campisi P, Forte V: Choanal atresia and choanal stenosis. Otolaryngol Clin North Am 42: 339-352, 2009.
8) Flanke CG, Ferguson CF: Congenital choanal atresia in infants and children. Ann Otol Rhinol Laryngol 73: 458-473, 1964.
9) Maniglia AJ, Goodwin WJ Jr: Congenital choanal atresia. Otolaryngol Clin North Am 14: 167-173, 1981.
10) Khafagy YW: Endoscopic repair of bilateral congenital choanal atresia. Laryngoscope 112: 316-319, 2002.
11) 藤井可絵，守本倫子，小森　学・他：先天性後鼻孔閉鎖症に対して手術加療を行った19症例の検討．小児耳鼻 38: 336-343, 2017.
12) Hengerer AS, Brickman TM, Jeyakumar A: Choanal atresia: embryologic analysis and evolution of treatment, a 30-year experience. Laryngoscope 118: 862-866, 2008.
13) Honkura Y, Takanashi Y, Kawamoto-Hirano A, et al: Nasolacrimal duct opening to the inferior nasal meatus in human fetuses. Okajimas Folia Anat Jpn 94: 101-108, 2017.
14) Gaca PJ, Heindl LM, Paulsen F, et al: Valvular system of the lacrimal drainage pathway and the valve of Rosenmüller. Ann Anat 249: 152105, 2023.
15) Sasaki T, Matsumura N, Miyazaki C, et al: Congenital nasolacrimal duct obstruction: clinical guideline. Jpn J Ophthalmol 68: 367-388, 2024.
16) Sathiamoorthi S, Frank RD, Mohney BG: Spontaneous resolution and timing of intervention in congenital nasolacrimal duct obstruction. JAMA Ophthalmol 136: 1281-1286, 2018.
17) 渡邊浩基，伊藤　卓，山田雅人・他：鼻内内視鏡手術を行った先天性鼻涙管嚢胞例．日鼻科会誌 55: 544-548, 2016.
18) 先天鼻涙管閉塞診療ガイドライン作成委員会：先天鼻涙管閉塞診療ガイドライン．日眼会誌 126: 991-1021, 2022.
19) Cui YH, Zhang CY, Liu W, et al: Endoscopic dacryocystorhinostomy to treat congenital nasolacrimal canal dysplasia: a retrospective analysis in 40 children. BMC Ophthalmol 3: 244, 2019.
20) Hedlund G: Congenital frontonasal masses: developmental anatomy, malformations, and MR imaging. Pediatr Radiol 36: 647-662, 2006.
21) Shimogawa T, Morioka T, Onozawa H, et al: Nasal dermal sinus associated with a dumbbell-shaped dermoid: a case report. J Neurol Surg Rep 77: e94-e97, 2016.

3章 由来臓器からみる頭頸部病変

3章 由来臓器からみる頭頸部病変

1 舌骨下領域，口腔・中咽頭領域

熊澤高雄，小山 貴

Key Point

- 口腔では，小唾液腺由来の癌が発生しうる．小唾液腺由来癌は多数の組織型がみられるが，主な組織型のひとつに腺様嚢胞癌があり，神経周囲進展が特に有名である．
- 成人の側頸部嚢胞性病変では，HPV（human papillomavirus）陽性中咽頭癌の嚢胞性リンパ節転移について必ず考慮する．
- 甲状腺周囲には様々な臓器が密集している．それぞれの臓器との関係を評価することが重要である．

はじめに

舌骨下および中咽頭・口腔は決して広い領域ではないものの，多くの組織が密集していることから，様々な組織から病変が発生しうる．画像所見の特徴を的確にとらえることによって，病変の由来を診断できる症例も少なくない．本項では，悪性腫瘍を中心に，病変の由来を鑑別するための画像所見を概説する．

症例1 口腔領域の腫瘍 その①

60歳台，男性．歯肉腫瘤を自覚し受診．

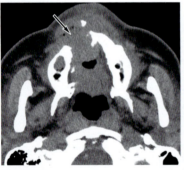
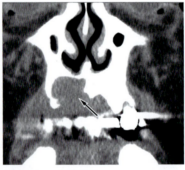
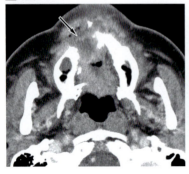
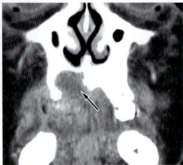

図1 症例1
A〜D：右上歯肉〜硬口蓋に広がる腫瘤を認める（→）．硬口蓋の骨破壊を伴う．

右上歯肉〜硬口蓋に広がる腫瘍を認める（図1-A〜D；→）．辺縁を優位とした造影効果を認める．硬口蓋に骨破壊を伴っており，臨床情報と併せ歯肉癌が疑わしい．生検で歯肉扁平上皮癌と診断された．

最終診断 歯肉扁平上皮癌

Point 1：口腔の扁平上皮癌と小唾液腺由来の癌との鑑別

　口腔においては，主に粘膜から発生する扁平上皮癌と，小唾液腺を由来とする腫瘍性病変が鑑別となる．口腔の小唾液腺腫瘍は，約60％が悪性とされる[1]．小唾液腺癌は病理組織学的には22種類知られているが，腺様嚢胞癌（adenoid cystic carcinoma；ACC）と粘表皮癌（mucoepidermoid carcinoma；MEC）が約7割を占める．良性腫瘍は，多形腺腫（pleomorphic adenoma；PA）が大部分を占める．

　低悪性度の小唾液腺癌あるいは良性の小唾液腺腫瘍においては，粘膜下を中心とした辺縁平滑な結節性病変として認められることが多い．**小唾液腺の分布および腫瘍好発部位と併せれば，このような病変は扁平上皮癌との鑑別は可能である**（表1）[2]．

　一方，広範に進展した例では由来臓器の推定が難しく，扁平上皮癌と小唾液腺癌の鑑別はしばしば困難となる．ただし，口腔腫瘍は生検を行うことが容易な場合が多く，画像診断の役割は，事前の病理組織学的鑑別よりは腫瘍の進展範囲の評価が主ではある．読影に際しては，小唾液腺癌も鑑別に挙がりうる場合，TIPS1 に記載したような事柄を頭に入れつつ読影に臨みたい．

表1 口腔小唾液腺癌の発生頻度および好発部位

	割合（％）*	好発部位
口蓋	46.5	軟口蓋−硬口蓋移行部
舌	11.2	後舌腺（Ebner腺およびWeber腺）
頬粘膜	9.4	
臼後部	3.6	
口唇	2.4	

＊頭頸部領域全体に発生する小唾液腺癌中の割合．
（文献2）を参考に作成）

TIPS 1

小唾液腺腫瘍の特徴

- 腺様嚢胞癌（ACC）は神経周囲進展が多い．CTでは孔の開大，MRIでは神経の腫大や造影効果を確認する（ただし，扁平上皮癌でも認められることに留意）．
- 扁平上皮癌は骨に対し破壊性に発育しやすい一方，腺様嚢胞癌は浸透性に発育しやすい（T1強調像での骨破壊を伴わない骨髄信号低下に注目）．

3章 由来臓器からみる頭頸部病変

参考症例1（図2）：腺様嚢胞癌

図1同様，口蓋～右上歯肉に広がる溶骨性病変を認める（図2-A，B；→）．このCT所見から歯肉癌との鑑別は困難であるが，部位は硬口蓋と軟口蓋の移行部であり，小唾液腺腫瘍の好発部位に一致する．右大口蓋孔の開大を認め（図2-C；▶），大口蓋神経の腫大および造影効果を認める（図2-D；▶）．いずれも神経周囲浸潤を疑う所見であり，腺様嚢胞癌に特徴的である．

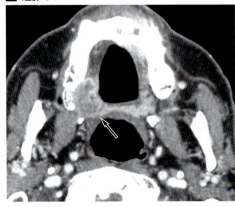
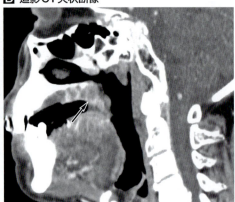
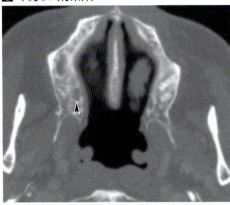
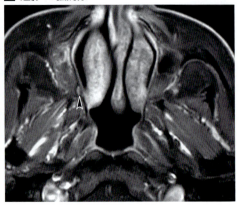

図2 参考症例1　70歳台，女性　腺様嚢胞癌
A，B：口蓋～右上歯肉に広がる溶骨性病変を認める（→）．
C，D：右大口蓋孔の開大を認め（C；▶），大口蓋神経の腫大および造影効果を認める（D；▶）．

症例2 口腔領域の腫瘍 その②

70歳台，女性．右下口唇のしびれを自覚．2か月後には，右下歯肉腫脹および疼痛が出現．

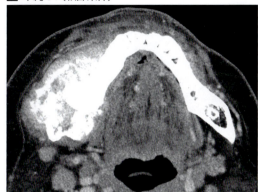
A 単純CT（軟部条件）

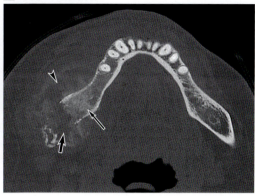
B 単純CT（骨条件）

図3 症例2

A，B：右下顎体に吸収値上昇（B；→）および骨破壊（B；➡）が混在しており，周囲にはsun-ray appearanceと呼ばれる放射状の骨増生像（B；▶）を認める．
（国立がん研究センター東病院 檜山貴志先生のご厚意による）

軟部条件（図3-A）では右下顎体を中心に骨形成を伴う腫瘤性病変を認める．骨条件（図3-B）では下顎骨の吸収値上昇（図3-B；→）と骨破壊（図3-B；➡）の混在がみられる．周囲には骨膜反応としてsun-ray apperanceと呼ばれる放射状の骨増生像（図3-B；▶）を認め，骨肉腫に特徴的である．下顎区域切除が施行され，骨肉腫と診断した．

最終診断　下顎骨骨肉腫

Point 2：顎骨を侵す悪性腫瘍の鑑別

顎骨を侵す悪性腫瘍としては，歯肉を由来とする扁平上皮癌の顎骨浸潤が最多である．一方，稀ではあるが顎骨由来の悪性腫瘍として，骨肉腫の可能性を常に認識しておく必要がある．

顎骨骨肉腫は20～40歳台に多いとされ，長管骨の骨肉腫に比して好発年齢が高い[3]．また，遠隔転移が少なく切除が可能であれば，長管骨の骨肉腫よりも予後は良い．上顎よりも下顎が多く，特に臼歯部近傍に好発する．

扁平上皮癌の顎骨浸潤が浸潤性骨破壊を呈するのに対し，顎骨骨肉腫は骨増生を伴う点が特徴である．また，**骨膜下に広がる骨肉腫は骨膜反応として，sun-ray appearanceと呼ばれる，骨皮質から放射状に広がる骨新生像が認められることが典型的であり，特徴的所見のひとつである**[4]．

この他，顎骨に生じる悪性腫瘍のひとつに，歯原性上皮遺残組織に由来するとされる骨内癌が知られている[5]．病理組織学的には扁平上皮癌の像を呈するが，初期に口腔粘膜との連続性を有さないことや転移が除外できることなどが診断基準とされる．画像上は，進行とともに歯肉癌同様の浸潤性骨破壊像を呈するが，歯肉癌に比して予後が不良とされる．病理組織学的にも歯肉癌との鑑別に苦慮しうる症例もあり，歯肉癌の顎骨浸潤を疑う画像所見でも歯肉所見に乏しい場合は，本腫瘍を鑑別に考慮するべきである．

3章 由来臓器からみる頭頸部病変

症例3 側頸部嚢胞性病変

60歳台，男性．右頸部腫瘤のため受診．

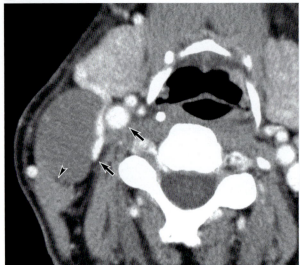
A 造影CT

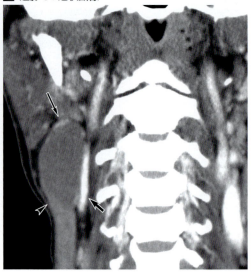
B 造影CT冠状断像

図4 症例3

A，B：右胸鎖乳突筋（▶)の前方および頸動脈鞘（→)の外側に位置する嚢胞性病変がある．辺縁の一部に扁平な結節様病変（B：→)が認められる．

右胸鎖乳突筋（図4-A，B；→)の前方および頸動脈鞘（図4-A，B；→)の外側に位置する嚢胞性病変がある．側頸嚢胞の好発部位である．辺縁の一部に扁平な結節様病変（図4-B；→)が認められるが，偏在性にみられる壁肥厚として側頸嚢胞でみられうる所見ではある．嚢胞摘出術により，側頸嚢胞と診断した．

最終診断 側頸嚢胞

Point 3：側頸部嚢胞性病変の鑑別

側頸部の嚢胞性腫瘤においては，2章の記載にあるとおり，先天性病変がその重要な位置を占める（これらの特徴などについては，2章-1参照）．成人においては，側頸嚢胞（第2鰓裂嚢胞）と，HPV（human papillomavirus）陽性中咽頭癌や甲状腺癌による嚢胞性リンパ節転移が重要な鑑別に挙がる．その他，神経由来として嚢胞変性を来した神経鞘腫，血管由来として動脈瘤などが鑑別に挙がる（表2）．
特に嚢胞性リンパ節転移に関しては，成人においてはその可能性を考慮した上で読影を

表2 側頸部嚢胞性病変の鑑別

・側頸嚢胞（第2鰓裂嚢胞）
・嚢胞性リンパ管腫
・嚢胞性リンパ節転移（HPV陽性中咽頭癌，甲状腺癌）
・リンパ節炎（結核，菊池病など）
・神経原性腫瘍
・動脈瘤

することが肝要である．上内深頸領域に生じたものは第2鰓裂囊胞との鑑別が問題になり，診断が困難な症例にも遭遇する．囊胞性リンパ節転移は，側頸囊胞と比較してサイズが小さい，隔壁が多く厚いとされる[6]．また，多発していれば側頸囊胞は除外できる（TIPS 2）．

中咽頭に原発巣となる病変が認められるかを評価することも重要である．ただし，これらの癌の原発巣はしばしば非常に微小なことがあるので，画像上原発巣が認められないからといって，転移の可能性を除外できないことを認識しておく．

TIPS 2

側頸囊胞と囊胞性リンパ節転移の鑑別

- 転移は，造影される壁や結節を有する．
- 転移は，多発している．
- 下内深頸領域では，甲状腺癌転移が多い．
- 甲状腺癌の転移は，石灰化や出血を伴いやすいのも特徴である．
- 中内深頸領域では，中咽頭癌転移の可能性が高い．

参考症例2（図5）：中咽頭癌の囊胞性リンパ節転移

図4とほぼ同様の位置に不整な壁肥厚像（図5-A, B；→）および結節（図5-B；▶）をもつ囊胞性病変を認める．先ほどの症例よりもサイズに比して壁肥厚が目立つ．冠状断像では右口蓋扁桃直下に結節様の隆起（図5-C；→）を認めるが，CTのみでは判断が難しい．FDG-PET/CTでは口蓋生理集積から外れた部位に明瞭な結節状集積亢進がみられ，中咽頭癌の原発巣を疑う（図5-D, E；→）．

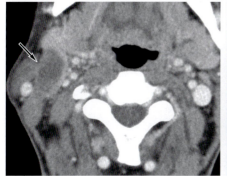

A 造影CT

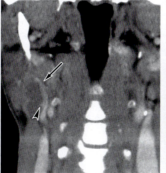

B 造影CT冠状断像

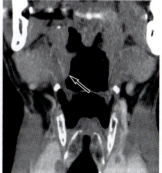

C 造影CT冠状断像

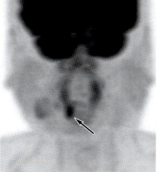

D FDG-PET, MIP像

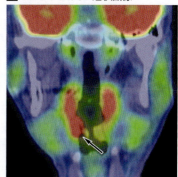

E FDG-PET/CT冠状断像

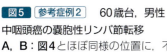

図5 参考症例2　60歳台，男性
中咽頭癌の囊胞性リンパ節転移
A，B：図4とほぼ同様の位置に，不整な壁肥厚像（→）および結節（B；▶）をもつ囊胞性病変を認める．
C：右口蓋扁桃直下に結節様の隆起（→）を認めるが，CTのみでは判断が難しい．
D，E：口蓋生理集積から外れた部位に明瞭な結節状集積亢進がみられる（→）．

3章 由来臓器からみる頭頸部病変

> 症例4 喉頭病変

60歳台，女性．声門下腫瘤で受診．

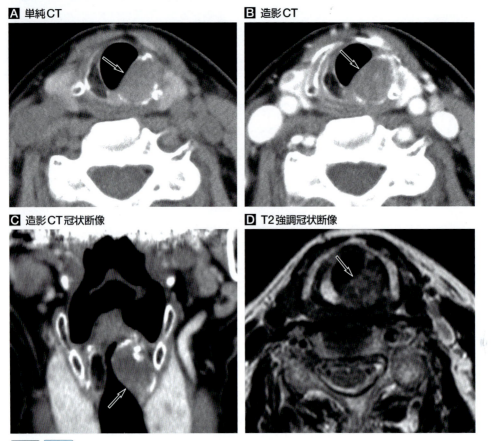

図6　症例4

A～C：声門下，輪状軟骨左側を中心に広がる結節を認める（→）．
D：内部はほとんどが低信号だが，一部に微小な高信号域が混在している（→）．

　　CTでは，声門下，輪状軟骨左側を中心に広がる，筋と同程度～やや低吸収な結節性病変を認める（図6-A～C；→）．造影効果はほとんどみられない．T2強調像では，内部はほとんどが低信号だが，一部に微小な高信号域が混在している（図6-D；→）．典型的にはT2強調像での高信号域が目立つ場合が多いが，一連の画像からは軟骨肉腫が疑われる．生検より軟骨肉腫と診断した．

最終診断　軟骨肉腫

Point 4：喉頭軟骨肉腫について

　　喉頭腫瘍は生検による病理組織学的評価が行いやすいため，読影としては組織診断より病変の進展範囲の評価が望まれる．ただし，放射線科医としては，扁平上皮癌以外にも，稀ではあるが軟骨肉腫が発生することは頭に入れておきたい．

　　喉頭の軟骨肉腫は輪状軟骨後板に好発する．稀に，甲状軟骨に発生するものもある．主

に低悪性度であり，病理組織学的には軟骨腫との鑑別がしばしば困難である．ただし，喉頭では軟骨肉腫が90％以上を占めることに加え，軟骨肉腫はサイズが3cm以上であることが多いこと，増大傾向を呈することから鑑別が可能である[7]．

単純CT上，筋よりも低吸収で，造影効果はほとんどみられない．また，成分にもよるが，T2強調像では高信号域を呈するのが特徴である[8]．扁平上皮癌が輪状軟骨を侵す場合は，声門癌が声門下進展を来していることが多く，より範囲が広範になりやすい．軟骨に限局していれば鑑別は容易である．

症例5 甲状腺周囲病変

50歳台，女性．右頸部腫瘤の精査のため頸部CTを撮影．

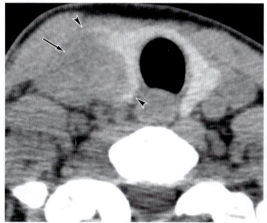
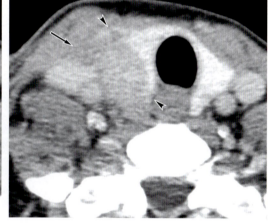

図7 症例5

A，B：甲状腺右葉背側に，甲状腺に比して低吸収な腫瘤性病変を認める（→）．腫瘤の辺縁に嘴状の細長い正常甲状腺が認められる（▶；beak sign）．

甲状腺右葉背側に甲状腺に比して低吸収な腫瘤性病変を認める（図7-A, B；→）．腫瘤の辺縁に嘴状の細長い正常甲状腺が認められ（beak sign，図7-A, B；▶），甲状腺由来の癌が示唆される．手術により甲状腺乳頭癌と診断した．

最終診断　甲状腺癌

Point 5：甲状腺周囲病変の鑑別

甲状腺周囲には甲状腺の他，副甲状腺，リンパ節，気管，食道など様々な臓器が存在し，しばしば鑑別が問題となる（表3）．読影の際には，周囲組織との関係を評価することが重要となる．甲状腺腫瘍の場合は，辺縁に圧排された嘴状の正常甲状腺を認めることが多く（beak sign），由来臓器の鑑別に役立ちうる．

表3　甲状腺周囲病変の鑑別疾患

・甲状腺腫瘍
・副甲状腺腫瘍
・リンパ節転移
・気管癌
・胸腺癌
・食道憩室
・梨状窩瘻

参考症例3（図8）：副甲状腺癌

　副甲状腺腫瘍は，高カルシウム血症の精査として認められる場合が多い．通常，甲状腺上極・下極背側近傍に位置する結節性病変として認められる．超音波検査でしばしば低エコーを呈するのが特徴である（図8-C）．その他，CTやMIBIシンチグラフィでの集積亢進と併せることで診断できる（図8-A, B, D）．副甲状腺癌は播種が来されることや細胞診での診断が困難であることから，穿刺吸引細胞診は禁忌と考える臨床医もいる．そのため，術前の画像診断が重要となるが，腺腫と癌との区別は非常に難しい．

　周囲組織への浸潤傾向があれば，癌と判断することができる．腺腫と癌を比較した報告では，副甲状腺腫が早期濃染，washoutを呈するのに対し，癌は造影効果が弱い点，癌には石灰化が認められる点などが挙げられている[9]．

　病理組織学的には，癌と腺腫の区別が難しい臓器のひとつである．気管癌は限局性であれば鑑別は容易であるが，進行し甲状腺に浸潤した場合，甲状腺癌との鑑別が困難になることもある．気管癌の場合，後方に発生しやすいこと，気管を取り囲むように発育すること，甲状腺に対し凸状に発育することなどが鑑別点として挙げられている[10]．

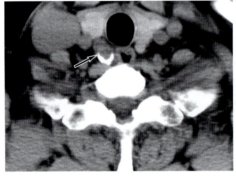
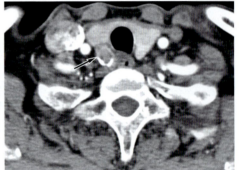
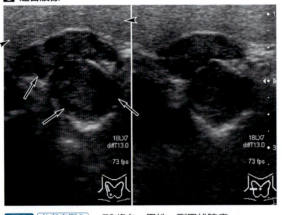
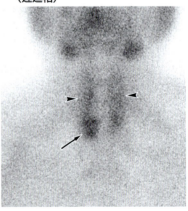

図8　参考症例3　70歳台，男性　副甲状腺癌
血清カルシウム13.7mg/dL．
A, B：甲状腺右葉背側に辺縁石灰化を伴う低吸収結節を認める（→）．甲状腺を前方に圧排するように存在しており，結節辺縁を取り囲むような正常甲状腺組織は認められない．
C：甲状腺（▶）に比して，きわめて低エコーな病変としてみられる（→）．
D：甲状腺（▶）右葉下極寄りに点状の集積亢進が認められる（→）．

参考症例4（図9）：異所性胸腺癌

非常に稀ではあるが，異所性胸腺を由来とする胸腺癌が発生することもある．本項では発生の詳細は省くものの，甲状腺背側において左側優位に異所性胸腺の存在が報告されている．甲状腺癌との鑑別が問題になることもあるが，画像での鑑別はしばしば困難である．

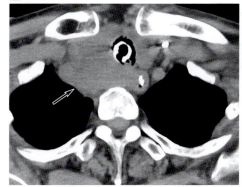 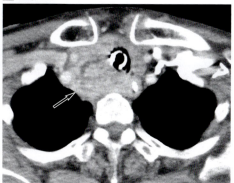

図9　参考症例4　60歳台，女性　異所性胸腺癌
喘鳴および呼吸困難を主訴に受診．
A，B：上縦隔に，気管や頸部食道に接する腫瘤を認める（→）．

参考症例5（図10）：食道憩室　TIPS 3

非腫瘍性病変ではあるが，食道憩室は時に内容物を含む場合，甲状腺腫瘍との鑑別を要する場合がある．必ず食道に隣接して存在している他，食道との連続性を評価することが重要となる．内容物にairが混在していれば判断材料となるが，認めない場合もあることは認識しておきたい．

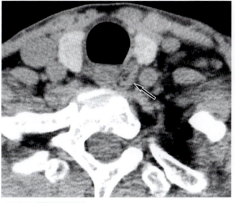 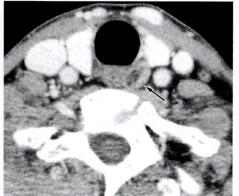

図10　参考症例5　70歳台，男性　食道憩室
偶発所見．
A，B：食道と接して左側に結節が認められる（→）．内部にはairもみられる．

TIPS 3

食道憩室の名称[11]

食道憩室には人の名前がついている．
- Zenker 憩室：輪状咽頭筋直上の Killian 三角部から後壁に突出する．
- Killian-Jamieson 憩室：輪状咽頭筋直下にある Killian-Jamieson space より，側方〜前方に突出する（図10）．

おわりに

　以上，舌骨下領域および口腔・中咽頭において，悪性腫瘍中心に由来臓器が重要となりうる疾患を取り上げた．治療方針選択による機能性温存可否の点から，読影においてはその腫瘍の鑑別よりは進展範囲の評価が重要となることが多いが，正しい診断のためには，個々の領域における鑑別診断を常に意識しておくことが重要といえる．

文献

1) Gao M, Hao Y, Huang MX, et al: Salivary gland tumours in a northern Chinese population: a 50-year retrospective study of 7190 cases. Int Oral Maxillofac Surg 46: 343-349, 2017.
2) Hiyama T, Kuno H, Sekiya K, et al: Imaging of malignant minor salivary gland tumors of the head and neck. RadioGrapihics 41: 175-191, 2021.
3) 鈴木健介，林　隆一，海老原　充・他：下顎骨原発骨肉腫症例の検討．頭頸部外科 24: 169-174, 2014.
4) Arora P, Rehman F, Girish KL, et al: Osteosarcoma of mandible: detailed radiographic assessment of a case. Contemp Clin Dent 4: 382-385, 2013.
5) 小林亮太，高木律男，新國　農・他：下顎埋伏智歯に関連した原発性骨内癌の1例．口腔腫瘍 32: 243-250, 2020.
6) 馬場　亮，尾尻博也：HPV陽性中咽頭癌の囊胞性頸部リンパ節転移の画像診断．耳鼻咽喉科展望 65: 46-47, 2022.
7) 合田理希，山下僚亮，山本浩孝・他：喉頭軟骨肉腫の1例．頭頸部外科 33: 227-232, 2023.
8) Andrew CO, Eric HH, Anna JM, et al: Nonepithelial tumors of the larynx: single institution 13-year review with radiologic-pathologic correlation. RadioGraphics 40: 2011-2028, 2020.
9) Takumi K, Fukukura Y, Hakamada H, et al: CT features of parathyroid carcinomas: comparison with benign parathyroid lesions. Jpn J Radiol 37: 380-389, 2019.
10) Na DG, Han MH, Kim KH, et al: Primary adenoid cystic carcinoma of the cervical trachea mimicking thyroid tumor: CT evaluation. J Comput Assist Tomogr 19: 559-563, 1995.
11) 桑井寿雄，楠　龍策，田丸弓弦：Zenker憩室に対する軟性内視鏡的憩室隔壁切開術．日本消化器内視鏡学会雑誌 63: 223-235, 2021.

3章 由来臓器からみる頭頸部病変

2 舌骨上領域（口腔・中咽頭を除く）

武政尚暉，齋藤尚子

- 顔面静脈と病変の位置関係が，顎下腺由来か顎下腺外由来かの推定に役立つ．
- 傍咽頭間隙の脂肪の偏位や浸潤所見を読み解くことで，病変の局在を正確に診断することができる．
- 中頭蓋底由来か頭蓋外由来かの診断では，病変が椎前筋を圧排・浸潤する方向が，鑑別に有用である．

　本項では，頭頸部の中でも口腔・中咽頭を除いた舌骨上領域の病変について，由来臓器を切り口に症例形式で取り上げる．病変の由来臓器の推定は，術式を含む治療法の選択にかかわり，臨床医が適切な治療を選択する一助となる．筆者が経験した症例を基に，間違えやすい点や鑑別のポイントについて解説する．

症例1　顎下間隙の腫瘤

50歳台，男性．左顎下部腫脹のため近医で抗菌薬加療となったが，改善なく増大傾向が認められたため，当院を受診．

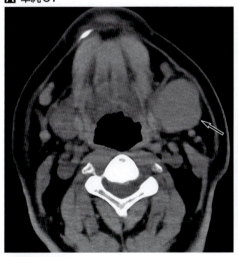
A 単純CT

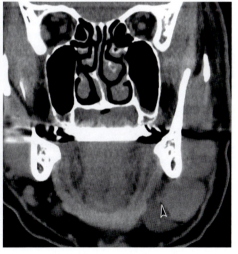
B 単純CT冠状断像

図1 症例1
A，B：左顎下間隙に分葉状腫瘤を認める（**A**；→）．冠状断像（**B**）で左顎下腺と腫瘤間の脂肪が保たれている．また，顔面静脈（**B**；▶）は左顎下腺と腫瘤を分けるように走行している．

単純CT（図1-A）では，左顎下間隙に均一な軽度低吸収を示す分葉状腫瘤を認め，一見すると顎下腺腫瘍と断じてしまいたくなる所見である．しかし，顔面静脈（図1-B；▶）が左顎下腺と病変の間を走行しており，冠状断像では左顎下腺との境界に脂肪が保たれていることから，顎下腺外由来の病変が疑われた．生検で，びまん性大細胞型B細胞リンパ腫と確定診断された．

最終診断　びまん性大細胞型B細胞リンパ腫

Point 1：顎下腺腫瘍か顎下リンパ節病変か？

顎下間隙は，舌骨上，顎舌骨筋の外側で，広頸筋の深部に広がる間隙である．内部には，主要構造として顎下腺およびリンパ節が存在する．顎下間隙に腫瘤性病変を認めた際には，顎下腺腫瘍か，あるいは悪性リンパ腫や転移リンパ節などの顎下腺外由来のリンパ節病変かを大別することが重要である．

顎下腺由来か顎下腺外由来かの鑑別ポイントのひとつに，病変と顔面静脈の位置関係がある．顔面静脈は顎下腺の表面外側を走行している．したがって，顔面静脈が病変と顎下腺の間を走行する場合は顎下腺外由来が示唆され，一方で，病変の外側を顔面静脈が走行する場合は顎下腺由来が示唆される．

参考症例1（図2）：顎下腺多形腺腫

顎下腺多形腺腫では，病変の外側を顔面静脈（図2；→）が走行しており，顎下腺由来の病変と推定できる．このように顎下間隙における病変では，顔面静脈と病変の位置関係が由来臓器の推定に役立つ．また，顎下腺との境界の脂肪の有無，顎下腺とのbeak signの有無に注意して，横断像だけでなく，3方向で注意深く画像を観察することもポイントである．

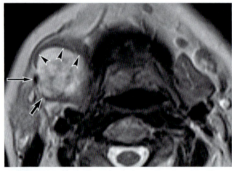 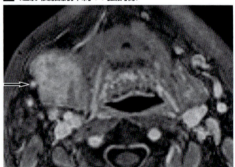

A T2強調像　　**B** 造影後脂肪抑制T1強調像

図2　参考症例1　40歳台，女性　顎下腺多形腺腫

A, B：右顎下腺に境界明瞭な腫瘤（A；→）を認める．T2強調像で腫瘤は高信号を示し，正常顎下腺は腫瘤により三日月状に圧排されている（A；▶, crescent-shaped compression）．右顔面静脈（→）は顎下腺の外側を走行している．

症例2 耳下腺内の腫瘤

40歳台，男性．顔面神経麻痺を伴う右耳下腺腫瘤のため当院を受診．

A T2強調像

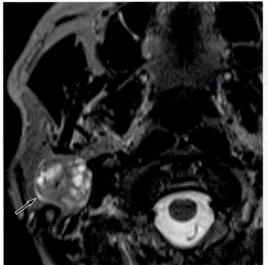

B T2強調冠状断像

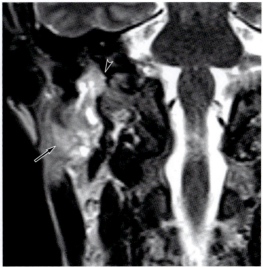

C 側頭骨単純CT（骨条件）

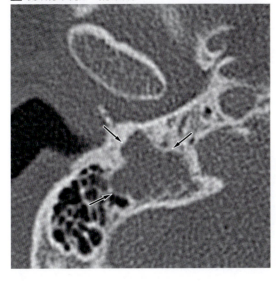

図3 症例2

A，B：右耳下腺深葉〜浅葉にまたがるように境界明瞭な腫瘤がある（→）．内部不均一な信号を示す．腫瘤は縦長の形状を示し，茎乳突孔から拡大した顔面神経管乳突部へ連続性している（B；▶，string sign）．
C：右茎乳突孔を介した進展を認め，顔面神経管乳突部周囲骨構造の滑らかな圧排性の骨変化を認める（→）．

　　右耳下腺深葉〜浅葉にまたがる境界明瞭な腫瘤を認め，T2強調像では腫瘤内部が不均一で，嚢胞変性を疑う高信号域と充実部を疑う低信号域が混在している（図3-A；→）．T2強調像をみる限りでは，多形腺腫が疑われる形態であるが，拡散強調像では軽度高信号，ADC値は$0.8 \sim 1.2 \times 10^{-3}$ mm/sと，多形腺腫にしては軽度低値である（非提示）．さらに，腫瘤は頭側で茎乳突孔へ進展している（図3-B；▶）．CT骨条件では，右茎乳突孔〜顔面神経管乳突部を中心とした部位に，滑らかな圧排性の骨変化が認められる（図3-C；→）．悪性腫瘍の直接浸潤や神経周囲進展よりは，良性腫瘍による慢性的な変化が疑われる．最終的に，茎乳突孔，つまり顔面神経本幹部〜顔面神経の走行に沿うように広がる分布により，耳下腺

内顔面神経鞘腫が疑われ，手術により顔面神経鞘腫と確定診断された．

> **最終診断** 耳下腺内顔面神経鞘腫

Point 2：耳下腺腫瘍か神経原性腫瘍か？

　顔面神経鞘腫のほとんどは頭蓋内で発生するが，約9％は耳下腺内に発生するとされている[1]．また，耳下腺内顔面神経鞘腫は耳下腺腫瘍の0.5〜1.2％程度を占める[1]．神経鞘腫の画像所見としては，腫瘍の中心部にAntoni A型，辺縁部にAntoni B型が分布する場合，T2強調像では辺縁優位に高信号，中心部は低信号となる"target sign"が有名である[2,3]．神経鞘腫を疑う所見として有用であるが非特異的であり，多形腺腫との鑑別に難渋することがある．また，生検による診断率が低いため，術前に顔面神経鞘腫を考慮せずに手術に至るケースも少なくない．

　耳下腺内顔面神経鞘腫を疑うために重要なことは，腫瘍の局在である．顔面神経は茎乳突孔から頭蓋外へ出て前下方へ約10mm走行し，耳下腺後内側縁から耳下腺内へ入り，下顎後静脈の外側を走行する[4]．腫瘍が茎乳突孔直下や下顎後静脈外側などにある場合や，耳下腺深葉から浅葉にまたがる形状を示す場合は，顔面神経鞘腫の可能性を考える必要がある．また，神経の走行に沿った縦長の境界明瞭な形状で，腫瘍が茎乳突孔直下から嘴状に突出する"string sign"を認めた場合は，顔面神経鞘腫を強く疑うポイントとなる[5]．顔面神経鞘腫の可能性を考慮せずに手術を行った場合，術中に顔面神経の同定や温存が困難となり[6]，意図せぬ顔面神経切断が生じるリスクが高まる．

> **参考症例2（図4）：耳下腺腺様嚢胞癌**

　耳下腺腺様嚢胞癌における神経周囲進展，側頭骨浸潤では，骨破壊が顕著であり，良性病変とは異なる隣接骨の骨変化がみられる．

A 側頭骨単純CT（骨条件）

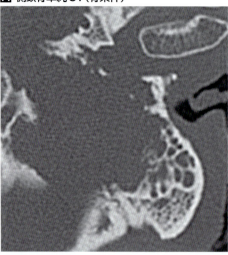

B 造影後脂肪抑制T1強調像

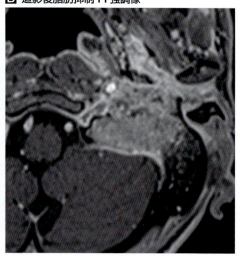

図4 **参考症例2** 50歳台，男性　耳下腺腺様嚢胞癌
A，B：左耳下腺腫瘍が，茎乳突孔を介して神経周囲進展，直接浸潤しており，側頭骨の著明な骨破壊を来している．

症例3 傍咽頭間隙の腫瘤

60歳台，女性．偶発的にCTで左傍咽頭間隙に腫瘤を指摘．

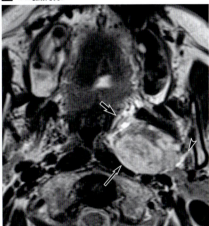 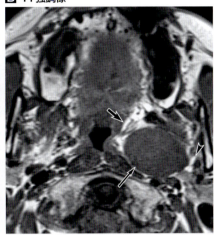

図5 症例3

A, B：左傍咽頭間隙に境界明瞭な腫瘤を認める(→)．T2強調像(**A**)では内部不均一な高信号を示し，T1強調像(**B**)では低信号である．左耳下腺深葉と腫瘤の間に脂肪が認められる(▶)．左傍咽頭間隙の脂肪は内側に圧排され，偏位している(➡)．

MRIでは，左傍咽頭間隙に境界明瞭な腫瘤が認められる(図5；→)．T2強調像では高信号を主体とし，拡散強調像で高信号，ADC値は1.7×10^{-3} mm/sと高値である(非提示)．腫瘤の外側には左耳下腺深葉との間に脂肪が介在し(図5；▶)，耳下腺深葉との連続性はみられない．また，茎突下顎トンネルの開大も認められない．左傍咽頭間隙の脂肪は内側に圧排され(図5；➡)，左内頸動脈は後方に軽度圧排されている．以上の所見より，局在としては左傍咽頭間隙由来の病変と判断し，小唾液腺由来の多形腺腫が疑われた．手術により，小唾液腺由来の多形腺腫と確定診断された．

最終診断 小唾液腺由来の多形腺腫

Point 3：傍咽頭間隙の脂肪偏位による由来の鑑別

傍咽頭間隙は，耳下腺間隙や頸動脈間隙，咀嚼筋間隙，咽頭粘膜間隙などに囲まれており，周囲からの腫瘍進展や炎症波及が生じやすい領域である．傍咽頭間隙の中身の大部分が脂肪のため，傍咽頭間隙の脂肪の偏位や浸潤所見を読み解くことで，病変の局在を正確に診断することができる[7]．なお，本項で述べる傍咽頭間隙は，tensor-vascular-styloid fasciaより前側のいわゆる前茎突区の領域を指すものとする．

傍咽頭間隙由来の病変では，耳下腺深葉との境界を含む全周にわたる脂肪の存在が確認できることが特徴である．傍咽頭間隙由来の腫瘤性病変には，小唾液腺由来腫瘍，神経原性腫瘍，脂肪腫，第2鰓裂囊胞などがある[7]．

傍咽頭間隙には，隣接する間隙からの進展病変もみられる．耳下腺間隙由来腫瘍では，傍咽頭間隙の脂肪を内側前方へ圧排する．その他，咀嚼筋間隙由来では傍咽頭間隙の脂肪を

内側後方へ, 頸動脈間隙由来では傍咽頭間隙の脂肪を前側へ, 咽頭粘膜間隙由来では傍咽頭間隙の脂肪を外側後方へ圧排する[7].

参考症例3（図6）：耳下腺深葉由来の多形腺腫

図6では, 腫瘍により右傍咽頭間隙の脂肪は内側前方に偏位し, 右内頸動脈も後方に軽度圧排されていた. 腫瘍は耳下腺深葉と接しており, 茎突下顎トンネルも開大していたため, 耳下腺深葉由来の病変と判断された.

傍咽頭間隙の脂肪の偏位パターンの他, 耳下腺深葉と腫瘍との境界の脂肪の消失や, 茎突下顎トンネルの開大がみられることが多く, 鑑別のポイントとなる. 傍咽頭間隙由来か耳下腺間隙由来かに応じて, 口内アプローチか耳下腺経由でのアプローチかの手術方式の選択が異なるため, 臨床医に病変の由来を正しく伝えることが重要である.

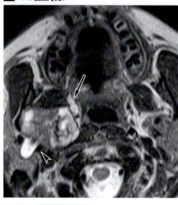
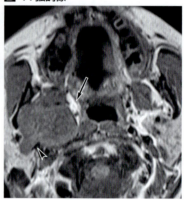

図6　参考症例3　40歳台, 女性　耳下腺深葉由来の多形腺腫
A, B：右傍咽頭間隙に, T2強調像（A）では内部不均一な高〜低信号域が混在し, T1強調像（B）では筋肉と等信号程度を示す分葉状腫瘤を認める. 傍咽頭間隙の脂肪を内側前方へ強く圧排している（→）. 右耳下腺と連続し, 腫瘍進展に伴う茎突下顎トンネルの開大がある（▶）.

参考症例4（図7）：下顎骨骨転移

図7は肝細胞癌からの下顎骨骨転移である. 右下顎骨を中心に巨大な腫瘤を認め, 右傍咽頭間隙の脂肪は内側後方へ強く圧排されている（図7；→）.

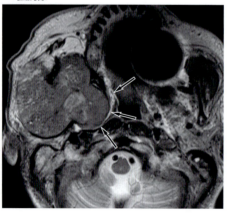

図7　参考症例4　60歳台, 男性　肝細胞癌からの下顎骨骨転移
右下顎骨を中心に巨大な腫瘤を認め, 右傍咽頭間隙の脂肪は内側後方へ強く圧排されている（→）.

2 舌骨上領域（口腔・中咽頭を除く）

症例4 中頭蓋底の病変

60歳台，男性．頭痛と発熱を主訴に来院し，診察にて上咽頭腫瘍が疑われた．

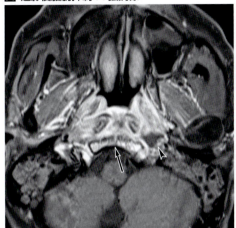
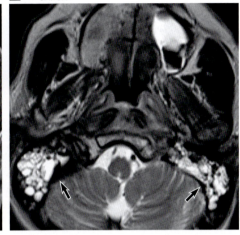

A 造影後脂肪抑制T1強調像　　B T2強調像

図8 症例4

A，B：上咽頭〜椎前筋，斜台にかけて広範にわたる造影効果を認める．上咽頭粘膜や病変内の筋肉構造は保たれてみえる．造影後，粘膜下に造影効果不良域を認め，膿瘍が疑われる（A；▶）．斜台はT1強調像で低信号（非提示），脂肪抑制T2強調像で高信号（非提示），造影画像で造影効果（A；→）を認め，骨髄炎の所見と考えられる．両側乳突蜂巣や鼓室内には液体貯留がみられる（B；➡）．

　MRI（図8）で，上咽頭〜椎前筋，斜台にかけて広範にわたる病変を認める．上咽頭粘膜のT2強調像での高信号域や，造影画像での造影効果は保たれており，病変の首座は上咽頭粘膜下にあると考えられる．また，病変内において筋肉構造が保たれていることは，既存の粘膜や筋肉，筋膜構造が腫瘍により置換され不明瞭となる上咽頭癌や，他の悪性腫瘍と鑑別できるポイントとなる．病変内に膿瘍を疑う造影効果不良域が認められ（図8-A；▶），頭蓋底骨髄炎が疑われた．抗菌薬投与が開始され，症状は改善したことから，臨床的に頭蓋底骨髄炎の診断となった．

最終診断　頭蓋底骨髄炎

　頭蓋底骨髄炎は，高齢の糖尿病患者や免疫不全患者に認められることが多い．起炎菌としては緑膿菌が多い．外耳道炎や中耳炎，乳突蜂巣炎が契機となることが多い．外耳道や錐体尖部，斜台，中頭蓋底が初期に侵される．頭蓋底骨髄炎の画像所見は，上咽頭粘膜下の広範な腫脹や腫瘤形成として認めることが多く，頭蓋底の骨破壊像も認める[8) 9)]．

Point 4：中頭蓋底病変か頭蓋外病変か？

　中頭蓋底は主に蝶形骨と側頭骨で構成され，この領域には多くの神経孔や血管孔が存在する．中頭蓋底の中央部は蝶形骨体からなり，ブロック状の形態をとり，後方で後頭骨と結合し（蝶後頭軟骨結合），斜台を形成する．中頭蓋底に骨破壊を伴う病変が認められた場合，鑑別疾患には脊索腫，軟骨肉腫，上咽頭癌からの頭蓋底浸潤，頭蓋底骨髄炎などが含まれる．中頭蓋底由来か頭蓋外由来かの診断では，病変が椎前筋を圧排や浸潤する方向が鑑別に有用である．

3章 由来臓器からみる頭頸部病変

参考症例5（図9）：上咽頭癌の頭蓋底浸潤

　上咽頭癌の頭蓋底浸潤においては，上咽頭粘膜由来の腫瘍であるため，正常粘膜は腫瘍により置換され，椎前筋が咽頭腔側から浸潤されることが特徴的である（図9-B）．また，上咽頭癌の上方進展による頭蓋底浸潤の好発部位は，破裂孔やその周囲の錐体骨，斜台であり，これらを中心とした骨破壊像が特徴である（図9-C）．さらに，上咽頭癌はリンパ節転移を高頻度に伴うこと，神経周囲進展を認めることも，鑑別におけるポイントである．

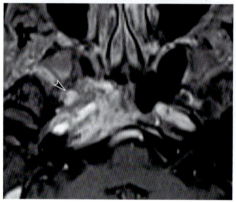

A：造影後脂肪抑制T1強調像（頭蓋底レベル）

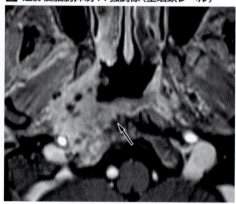

B：造影後脂肪抑制T1強調像（上咽頭レベル）

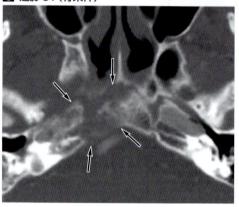

C：造影CT（骨条件）

図9　参考症例5　70歳台，男性　上咽頭癌の頭蓋底浸潤
A：斜台や右錐体骨尖部を中心とした中頭蓋底に広範に進展する腫瘍を認める．また，右卵円孔への進展も認められる（►）．
B：上咽頭右Rosenmüller窩〜傍咽頭間隙へ進展する腫瘍を認める．椎前筋は咽頭腔側から浸潤されている（→）．
C：右破裂孔は拡大し，破裂孔を中心にその周囲の錐体骨尖部や斜台に骨破壊を認める（→）．

MEMO
上咽頭癌の頭蓋底，頭蓋内への進展経路

　上咽頭癌の頭蓋底（T3），頭蓋内（T4）への代表的な進展経路を以下に挙げる．頭蓋底腫瘍の鑑別や上咽頭癌放射線治療における照射範囲の決定において，これらに注意した読影が重要である．

- 上方進展：Rosenmüller窩 ⇒ 破裂孔 ⇒ 頭蓋底（斜台，錐体尖部），頭蓋内
- 側方進展：Morgagni洞 ⇒ 傍咽頭間隙 ⇒ 咀嚼筋間隙 ⇒ 卵円孔 ⇒ 海綿静脈洞
- 前側方進展：Morgagni洞 ⇒ 傍咽頭間隙 ⇒ 咀嚼筋間隙 ⇒ 翼状突起 ⇒ 翼口蓋窩 ⇒ 正円孔，上眼窩裂 ⇒ 海綿静脈洞
- 前方進展：鼻腔後方の側壁 ⇒ 蝶口蓋孔 ⇒ 翼口蓋窩 ⇒ 正円孔，上眼窩裂 ⇒ 海綿静脈洞

参考症例6（図10）：軟骨肉腫

軟骨肉腫は頭蓋底では錐体後頭軟骨結合に好発し，偏在性に発生する．CTでは骨破壊を伴う分葉状腫瘤で，約半数に石灰化を伴う．点状や曲線状（rings and arc）の軟骨組織の石灰化が特徴である．MRIでは，T1強調像で低信号，T2強調像で軟骨成分を反映して著明な高信号を示し，造影後は不均一な造影効果を示す．

造影CT

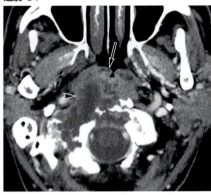

図10 参考症例6　60歳台，男性　軟骨肉腫
斜台〜頭蓋底の骨を中心に，右側偏在性の分布を示す辺縁分葉状腫瘤を認める．骨破壊を伴い，内部は造影効果不良な低吸収を示している．後方から右椎前筋を前方へ圧排，進展しており（▶），上咽頭腔は前方へ強く圧排されている．上咽頭粘膜は保たれている（→）．

Point 5：脊索腫

もうひとつの代表的な中頭蓋底骨腫瘍に，脊索腫がある．脊索腫は，脊索の胎生期遺残組織から発生する稀な腫瘍であり，斜台内〜錐体尖部にかけての正中部に発生する．CTでは，骨破壊を伴う分葉状の軟部濃度腫瘤として描出され，破壊された骨内に取り残された骨梁構造を認めることがある．MRIでは，T1強調像で低信号，T2強調像で高信号を示し，造影効果は様々である．

頭蓋外由来の腫瘍との鑑別ポイントは，頭蓋底骨由来のため，椎前筋の後方からの浸潤や圧排像が認められる点である．

おわりに

画像診断においては，腫瘤の吸収値や信号強度，造影パターンなどの評価が重要であるが，非特異的な所見を示すことが多く，内部性状の画像所見のみでは診断に苦慮することがしばしばある．的確な画像診断には，まず病変の正確な局在を診断することが不可欠である．本項では，舌骨上領域における病変を対象に，由来臓器に基づく画像診断の重要性を述べ，具体的な症例を通して鑑別診断のポイントを提示した．

文献

1) McCarthy WA, Cox BL: Intraparotid schwannoma. Arch Pathol Lab Med **138**: 982-985, 2014.
2) Shimizu K, Iwai H, Ikeda K, et al: Intraparotid facial nerve schwannoma: a report of five cases and an analysis of MR imaging results. AJNR **26**: 1328-1330, 2005.
3) 岩井 大，大前麻理子，池田耕士・他：耳下腺内顔面神経鞘腫の検討．口咽科 **16**: 337-343, 2009.
4) 尾尻博也：12章 側頭骨．頭頸部の臨床画像診断学，改訂第4版．南江堂，p.791-1033, 2021.
5) Jaiswal A, Mridha AR, Nath D, et al: Intraparotid facial nerve schwannoma: a case report. World J Clin Cases **3**: 322-326, 2015.
6) 岩井 大：耳下腺内顔面神経鞘腫における問題点と対応策．Facial N Res Jpn **35**: 22-26, 2015.
7) Gamss C, Gupta A, Chazen JL, et al: Imaging evaluation of the suprahyoid neck. Radiol Clin North Am **53**: 133-144, 2015.
8) Jáñez FA, Barriga LQ, Iñigo TR, et al: Diagnosis of skull base osteomyelitis. RadioGraphics **41**: 156-174, 2021.
9) Chapman PR, Choudhary G, Singhal A: Skull base osteomyelitis: a comprehensive imaging review. AJNR **42**: 404-413, 2021.

3章 由来臓器からみる頭頸部病変

3 多発病変・随伴病変

冨田隼人

Key Point

- 頭頸部病変と他臓器病変を関連づける画像所見を理解する．
- 頭頸部を含む多発病変に関与する血液検査データや遺伝疾患を把握する．

はじめに

　頭頸部病変は他臓器病変よりも体表から触れやすく，視覚や聴覚，嚥下などの機能障害も生じやすいことから，最初の画像検索が行われ，全身疾患と結びつくことが多い．また，他臓器病変が発見された後に，関連する頭頸部病変の画像評価が行われることもある．複数部位に病変を形成する疾患に関する特徴的な画像所見や背景を理解することは，診断の一助となる．

1 頭頸部リンパ節と関連する多発病変・随伴病変

　腫大した頭頸部リンパ節の原因として，頭頸部癌の転移や咽頭炎などによる反応性の腫大が頻度として高いが，頭頸部領域の画像所見を契機に他部位の検索が必要になることがある．リンパ節の形態，内部造影効果の均一性や減弱，唾液腺および咽喉頭など，リンパ節以外の頭頸部病変が手がかりになる．鑑別には表1の疾患などが挙がる．

1 悪性リンパ腫（malignant lymphoma）

　悪性リンパ腫は**頭頸部悪性腫瘍の中で2番目に多く**，リンパ節病変と節外病変に分けられる[1)2)]．頭頸部のリンパ節腫脹は，Hodgkinリンパ腫および非Hodgkinリンパ腫の双方で最も多くみられる頭頸部症状であり，**無痛性**であることが特徴である．頭頸部の節外病変は消化管に次いで多く，その半数はWaldeyer輪に生じる．全身症状として発熱や体重減少，盗汗，血液検査異常としてinterleukin-2（IL-2）レセプターや血清乳酸脱水素酵素（LDH）上昇などが知られている．

　画像所見　リンパ節病変および節外病変ともに**内部の比較的均一な造影効果**が典型的で，MRIではT2強調像で中等〜軽度高信号を示し，頭頸部癌よりも**強い拡散制限**を呈する．しかし，腫大リンパ節の内部造影効果が減弱することがあり，転移性病変と間違うことがある．頭頸部領域が初発症状になることもあり，同領域の画像検査で悪性リンパ腫が疑われた場合は，予後因子のひとつになる病期分類や生検部位を評価するため，CTやPET検査による全身検索が必要になる（図1）．

2 IgG4関連疾患（IgG4-related disease；IgG4-RD）

　IgG4関連疾患は，全身の様々な臓器に生じ，**頭頸部は膵臓に次いで2番目に多く病変がみられる**[3)]．血清IgG4の陽性的中率は34％との報告もあり[4)]，臨床所見および病理所見を併せた診断基準が設けられている（表2）[5)]．頭頸部病変は，涙腺や三叉神経（V_3），唾液腺，

表1	全身疾患と関連する頭頸部リンパ節腫大
• 悪性リンパ腫
• IgG4関連疾患
• 結核
• サルコイドーシス
• Sjögren症候群
• リンパ増殖性疾患
• 他部位悪性病変の転移
• Rosai-Dorfman病
• 木村病
• 川崎病

表2 IgG4関連疾患包括診断基準

1. 臨床的に単一または複数臓器に特徴的なびまん性あるいは限局性腫大,腫瘤,結節,肥厚性病変を認める.
2. 血液学的に高IgG4血症(135mg/dL以上)を認める.
3. 病理組織学的に以下の2つを認める.
    a. 組織所見:著明なリンパ球,形質細胞の浸潤と線維化を認める.
    b. IgG4陽性形質細胞浸潤:IgG4/IgG陽性細胞比40%以上,かつIgG4陽性形質細胞が10/HPFを超える.

definite:1+2+3を満たすもの,probable:1+3を満たすもの,possible:1+2を満たすもの

(文献5)より一部改変して転載)

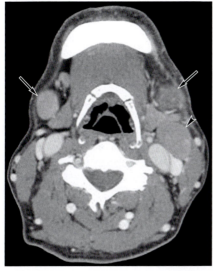
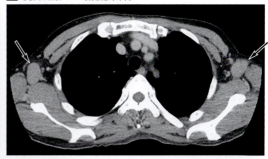
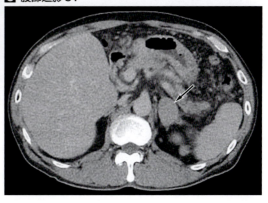

図1 50歳台,女性 悪性リンパ腫(びまん性大細胞型B細胞リンパ腫)
A:両側レベルⅠB(→),左レベルⅡA(▶)に,均一な造影効果を有する腫大リンパ節を認める.
B,C:両側腋窩の腫大リンパ節や左副腎結節も同様の所見を呈し(→),悪性リンパ腫を疑う画像所見である.

甲状腺,リンパ節などで発生する.

画像所見 均一な造影効果(図2)やT2強調像で軽度低信号がみられるが,非特異的である[6].リンパ節腫脹は頭頸部,縦隔,腹部などでみられるが,各臓器の腫大や腫瘤形成,血清IgG4の上昇などを鑑みることで,悪性リンパ腫と臨床的に区別できることがある.

3 結核(tuberculosis)

結核性リンパ節炎の約70%は頭頸部領域に生じ,肺結核の合併は半数程度に留まる[1)7)].下頸部や副神経領域に,両側かつ無痛性の頸部腫瘤として発見されることが多い.

画像所見 病理組織学的なリンパ節内の変化(肉芽腫→乾酪壊死→線維化や膿瘍)が,画像

3章 由来臓器からみる頭頸部病変

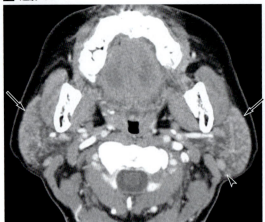

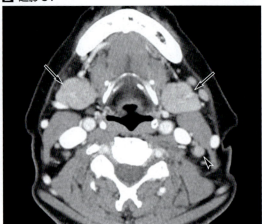

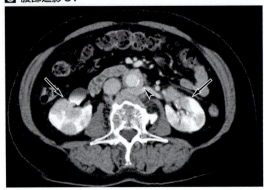

図2 70歳台，女性　IgG4関連疾患
A，B：両側耳下腺および顎下腺腫大(→)や，左耳下腺内と左レベルⅡBに均一な造影効果を示す軽度腫大したリンパ節を認める(▶)．
C：腹部大動脈を取り囲む軟部構造がみられ(▶)，両腎に結節状の造影不良域が散見される(→)．

所見(均一な造影効果→内部造影効果の減弱→石灰化や膿瘍)に反映される(図3)．レベルⅡ〜Ⅴの**緊満感を欠いたリンパ節病変**は，結核性リンパ節炎を考慮すべきである．周囲脂肪織の濃度上昇が乏しいことや，石灰化および疼痛の有無が，化膿性リンパ節炎との鑑別点になる．

4 サルコイドーシス(sarcoidosis)

サルコイドーシスは，眼，肺，皮膚など全身性に広がる慢性の非乾酪性肉芽腫症である．胸部外病変は25〜50％で発生し，頭頸部サルコイドーシスは10〜15％にみられるとの報告がある[8]．頭頸部領域では，頸部リンパ節や唾液腺，咽喉頭などが関与する．

画像所見　頸部リンパ節病変の画像所見は，**内部均一な造影効果を示し，悪性リンパ腫やIgG4関連疾患などとの画像的な区別は難しい**(図4)．また，唾液腺病変は，**唾液腺の腫大と内部に多数の点状の小結節**がみられ，Sjögren症候群と類似することがある[9]．喉頭病変は稀ではあるが，声門上にできることが多く，上気道閉塞の原因となる．内視鏡およびCT・MRIでは，**喉頭蓋炎様の肥厚**を認め，"turban-like appearance"と呼ばれる特徴的な所見を呈する．

2 頭頸部臓器と関連する多発病変・随伴病変

頭頸部は聴器や鼻副鼻腔，咽喉頭など複数の臓器から構成され，全身疾患と関連すること

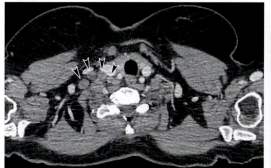
A 造影CT

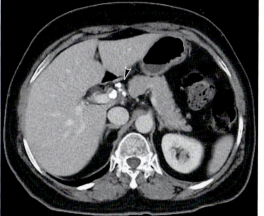
B 腹部造影CT

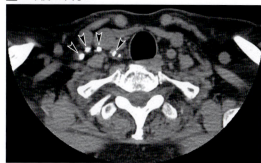
C 6年後の単純CT

図3 60歳台，男性　結核
A：右レベルⅣに内部造影効果が軽度減弱した腫大リンパ節を複数認める（►）．
B：同時期に撮影された腹部CTでは，肝門部に集簇する石灰化がみられる（►）．
C：6年後の頸部単純CTにて，同部位に石灰化結節が同定される（►）．

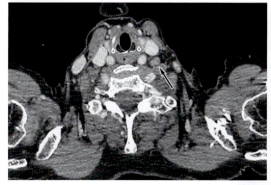
A 造影CT

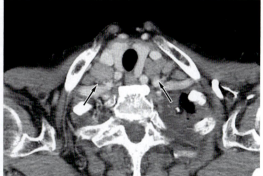
B 造影CT

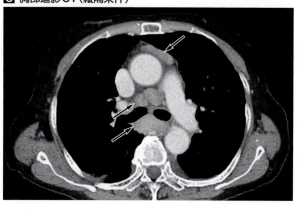
C 胸部造影CT（縦隔条件）

図4 70歳台，女性　サルコイドーシス
A〜C：左レベルⅢ，両側鎖骨上窩，縦隔内に，均一な造影効果を示す腫大リンパ節が散見される（→）．

3 章　由来臓器からみる頭頸部病変

表3 全身疾患と関連する頭頸部病変

- 表1の疾患
- ANCA関連血管炎
- 多発性内分泌腫瘍症
- 再発性多発軟骨炎
- 線毛機能不全症候群
- Beçhet病

表4 ANCA関連血管炎性中耳炎 診断基準2015

A. 臨床経過（以下の2項目のうち，1項目以上が該当）
1. 抗菌薬または鼓膜換気チューブが奏効しない中耳炎
2. 進行する骨導閾値の上昇
B. 所見（以下4項目のうち，1項目以上が該当）
1. 既にANCA関連血管炎と診断されている．
2. 血清PR3-ANCAまたは血清MPO-ANCAが陽性．
3. 生検組織で血管炎として矛盾のない所見（①②のいずれか）がみられる． ①巨細胞を伴う壊死性肉芽腫性炎，②小・細動脈の壊死性血管炎
4. 参考となる所見，合併症または続発症（①～⑤のうち，1項目以上が該当） ①耳以外の上気道病変，強膜炎，肺病変，腎病変 ②顔面神経麻痺 ③肥厚性硬膜炎 ④多発性単神経炎 ⑤副腎皮質ステロイドの投与で症状・所見が改善し，中止すると再燃する．
C. 鑑別疾患（下記の疾患が否定される）
結核性中耳炎，コレステリン肉芽腫，好酸球性中耳炎，腫瘍性疾患 真珠腫性中耳炎，悪性外耳道炎，頭蓋底骨髄炎 ANCA関連血管炎以外の自己免疫性疾患による中耳炎および内耳炎
A～Cのすべてが該当する場合，ANCA関連血管炎性中耳炎と診断する．

（文献11）より一部改変して転載）

がある．頭頸部病変が診断基準や遺伝疾患のひとつに含まれることがあるため，幅広い知識をもち，それぞれの関連性を類推することが重要である．鑑別には表1以外にも，ANCA関連血管炎，多発性内分泌腫瘍症，再発性多発軟骨炎などが挙がる（表3）．

1 ANCA関連血管炎（ANCA associated vasculitis）

　ANCA関連血管炎は，抗好中球細胞質抗体が関与する多発血管炎性肉芽腫症（granulomatosis with polyangiitis；GPA），好酸球性多発血管炎性肉芽腫症（eosinophilic granulomatosis with polyangiitis；EGPA），顕微的多発血管炎（microscopic polyangiitis；MPA）の3つに分類される．

　GPAは，主に上・下気道，腎に壊死性肉芽腫性炎症が生じる小・中血管炎であり，症状の約70％は鼻副鼻腔や中耳から始まり，上気道症状は肺や腎に先行する[10]．上気道病変の画像所見として，炎症を反映した鼻副鼻腔の粘膜肥厚，壊死による鼻中隔穿孔や鞍鼻がみられる（図5）．また，眼窩偽腫瘍などの眼病変が約50％にみられる[10]．EGPAは，増多した好酸球による肺や消化管，神経などに浸潤する肉芽腫性または壊死性血管炎であり，喘息やアレルギー症状から始まる．上気道には，鼻副鼻腔の粘膜肥厚や鼻茸がみられる．ANCA関連血管炎では中耳炎などの耳症状から始まり，顔面神経麻痺や肥厚性硬膜炎が生じることがある．中耳炎が初発の場合，治療が遅れることもあり，2015年にANCA関連血管炎性中耳炎の診断基準が設けられた（表4）[11]．

2 多発性内分泌腫瘍症（multiple endocrine neoplasia；MEN）

　多発性内分泌腫瘍症は2つ以上の内分泌腺に良性・悪性腫瘍が生じる疾患で，1型（MEN1）（図6）と2型（MEN2）に大別される．MEN1の主病変である副甲状腺腫はほぼ100％，膵内分泌腫瘍は約60％，下垂体腫瘍は約50％で発生する[12]．MEN1を疑うべき

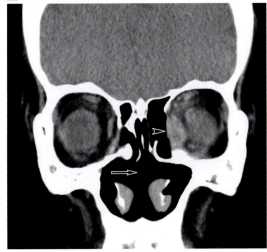
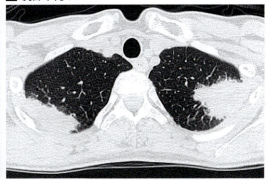

図5 50歳台，女性　多発血管炎性肉芽腫症
A：左眼窩内側壁に沿って内直筋と境界不明瞭な腫瘤を認め，周囲の脂肪織濃度は上昇を示す（▶）．鼻中隔の穿孔も同定される（→）．
B：両肺上葉にて末梢側に広がるコンソリデーションがみられる．

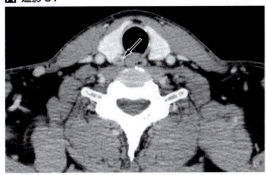
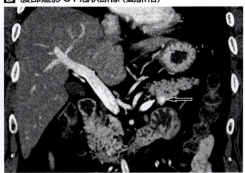

図6 40歳台，男性　多発性内分泌腫瘍症1型（MEN1）
A：甲状腺右葉背側に，内部造影効果が減弱した境界明瞭な結節を認める（→）．
B：膵尾部に，動脈相にて強い造影効果を示す結節を認める（→）．
いずれも手術が施行され，副甲状腺過形成，非機能性膵神経内分泌腫瘍（neuroendocrine tumor G1）であった．

病態として，家族歴以外に30歳以下の副甲状腺腫や多腺腫大，ガストリノーマ，膵内分泌腫瘍の多発・再発である．MEN2には，甲状腺髄様癌・褐色細胞腫・副甲状腺腫を主とするMEN2A，甲状腺髄様癌，褐色細胞腫，粘膜神経腫を主とするMEN2B，家族性に甲状腺髄様癌だけが発症する家族性甲状腺髄様癌（familial medullary thyroid carcinoma；FMTC）が含まれる．甲状腺髄様癌はほぼ100％，褐色細胞腫は約50％に生じる[13]．副甲状腺腫は異所性や小さなこともあり，超音波や^{99m}Tc-MIBIシンチグラフィに加え，CTなども有用である．甲状腺髄様癌は両側多発性に発生することが多く，超音波検査やCTで浸潤の程度やリンパ節転移の評価が必要になる．

3 再発性多発軟骨炎（relapsing polychondritis；RP）

再発性多発軟骨炎は全身の軟骨を標的とした免疫介在性の炎症性疾患である．有病率は100万人に3〜4.5人で，症状は耳介や肋軟骨の疼痛，難聴，呼吸困難，関節症などであ

3章 由来臓器からみる頭頸部病変

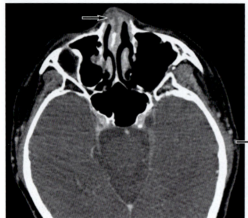
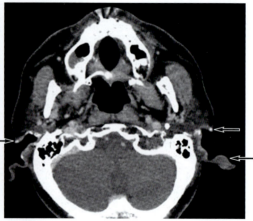
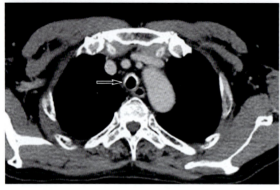

図7 50歳台，男性　再発性多発軟骨炎
A〜C：鼻中隔軟骨（A；→）および両側耳介（B；→）の肥厚に加え，気管（C；→）にも肥厚を認める．

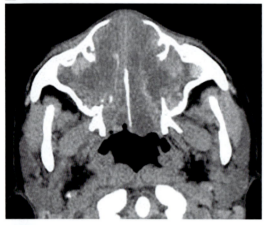
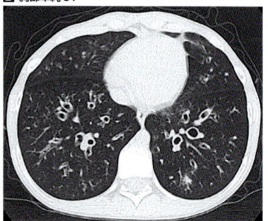

図8 10歳台前半，女性　線毛機能不全症候群
A：鼻腔および骨壁の肥厚を伴う両側上顎洞に，粘膜肥厚・軟部構造を認める．
B：両肺には，びまん性に気管支壁肥厚や気管支拡張像がみられる．

る[14)〜16)]．約30％は，関節リウマチやSjögren症候群などの自己免疫性疾患を有する．
画像所見　耳介や鼻，気管の軟骨に肥厚を認め（図7），肺野では呼気CTにて閉塞性障害によるエアートラッピングを示すことがある．

4 線毛機能不全症候群（primary ciliary dyskinesia；PCD）

　線毛機能不全症候群は線毛クリアランスの先天的機能障害により，新生児呼吸窮迫，反復する上・下気道感染，中耳炎，不妊症などが生じ，有病率は1〜3万人に1人である[17) 18)]．約50％に内臓逆位を認め，慢性副鼻腔炎，気管支拡張症，内臓逆位を三徴とするKartagener症候群が含まれる．

　画像所見　副鼻腔では無形成や低形成，粘膜肥厚，中・下鼻甲介肥大，中耳では液体貯留や粘膜肥厚がみられる（図8）．成人では中葉・下葉優位に気管支拡張像を認め，過膨張を伴う閉塞性障害に進行することがある．

おわりに

　画像所見に加え，血液データや遺伝性疾患など，頭頸部病変と他臓器病変を結びつける幅広い知識を身につけることで，臨床に役立つ画像診断につながる．

文献

1) 尾尻博也：7章 喉頭．頭頸部の臨床画像診断学，改訂第4版．南江堂，p.629-725, 2021.
2) Zapater E, Bagán JV, Carbonell F, et al: Malignant lymphoma of the head and neck. Oral Dis **16**: 119-128, 2010.
3) Dragan AD, Weller A, Lingam RK: Imaging of IgG4-related disease in the extracranial head and neck. Eur J Radiol **136**: 109560, 2021.
4) Behzadi F, Suh CH, Jo VY, et al: Imaging of IgG4-related disease in the head and neck: a systematic review, case series, and pathophysiology update. J Neuroradiol **48**: 369-378, 2021.
5) 厚生労働省難治性疾患等政策研究事業　IgG4関連疾患の診断基準並びに診療指針の確立を目指す研究班　IgG4関連疾患包括診断基準改訂ワーキンググループ：2020年　改訂　IgG4関連疾患包括診断基準．日内会誌 **110**: 962-969, 2021.
6) Fujita A, Sakai O, Chapman MN, et al: IgG4-related disease of the head and neck: CT and MR imaging manifestations. RadioGraphics **32**: 1945-1958, 2012.
7) Moon WK, Han MH, Chang KH, et al: CT and MR imaging of head and neck tuberculosis. RadioGraphics **17**: 391-402, 1997.
8) Milojevic IG, Tadic M, Sobic-Saranovic D, et al: Hybrid imaging in head and neck sarcoidosis. J Clin Med **8**: 803, 2019.
9) 尾尻博也：13章 唾液腺．頭頸部の臨床画像診断学，改訂第4版．南江堂，p.1036-1141, 2021.
10) Carnevale C, Arancibia-Tagle D, Sarría-Echegaray P, et al: Head and neck manifestations of granulomatosis with polyangiitis: a retrospective analysis of 19 patients and review of the literature. Int Arch Otorhinolaryngol **23**: 165-171, 2019.
11) 森田由香：ANCA関連血管炎性中耳炎（OMAAV）の診断と治療．日耳鼻 **121**: 704-705, 2018.
12) 櫻井晃洋：内分泌《複数の臓器に影響を及ぼす症候群》多発性内分泌腫瘍症1型．臨床雑誌内科 **109**: 1335-1336, 2012.
13) 棚橋祐典：内分泌《複数の臓器に影響を及ぼす症候群》多発性内分泌腫瘍症2B型．臨床雑誌内科 **109**: 1339-1340, 2012.
14) Wang D, Guan L, Dong X, et al: Comparison of relapsing polychondritis patients with and without respiratory involvement based on chest computed tomography: a retrospective cohort study. BMC Pulm Med **22**: 222, 2022.
15) Bandari V, Aguilar BH: A case of relapsing polychondritis: unmasking the otitis externa mimic. Cureus **16**: e64070, 2024.
16) Wang Z, Tian Y, Ji Y, et al: Clinical value of Tc-99m MDP SPECT/CT bone imaging for early diagnosis of relapsing polychondritis: a report of 5 cases. EJNMMI Res **14**: 71, 2024.
17) Plantier DB, Pilan RRM, Athanazio R, et al: Computed tomography evaluation of the paranasal sinuses in adults with primary ciliary dyskinesia. Int Arch Otorhinolaryngol **27**: e130-e137, 2022.
18) Duan B, Guo Z, Pan L, et al: Temporal bone CT-based deep learning models for differential diagnosis of primary ciliary dyskinesia related otitis media and simple otitis media with effusion. Am J Transl Res **14**: 4728-4735, 2022.

索引 Index

色字は症例・図版掲載ページ，詳述ページを示す．

欧 字

A

adenoid cystic carcinoma；ACC（腺様嚢胞癌）
······················ S52, S53, S139, S140
allergic fungal rhinosinusitis（アレルギー性真菌性鼻副鼻腔炎）······················ S90, S91
amelanotic melanoma（無色素性悪性黒色腫）··S94
amyloidosis（アミロイドーシス）··········· S27
ANCA関連血管炎（ANCA associated vasculitis）
···························· S88, S162
ANCA関連血管炎性中耳炎 診断基準2015 ··· S162
aneurysmal bone cyst；ABC（動脈瘤様骨嚢腫）
····························· S75, S76
angiolipoma（血管脂肪腫）················ S65
angiomatous polyp ···················· S17
anti-neutrophil cytoplasmic antibody；ANCA
（抗好中球細胞質抗体）················ S88
Antoni A型 ····················· S58, S152
Antoni B型 ····················· S58, S152

B

beak sign ·················· S115, S145, S150
buccopharyngeal membrane ··········· S128

C

calcification after chemoradiotherapy
（化学放射線治療後の石灰化）········· S27, S28
calcific tendinitis of the longus colli muscle
（石灰沈着性頸長筋腱炎）············ S30, S31
Caldwell-Luc術後 ···················· S46
carotid artery aneurysm（頸動脈瘤）········ S15
carotid blowout syndrome；CBS
（頸動脈破裂症候群）·············· S81, S82
carotid body tumor ···················· S13
cavernous hemangioma（海綿状血管腫）·· S22, S23
cellularity ························· S12
Chandler分類 ······················ S56
CHARGE症候群 ················· S129, S130
choanal atresia（後鼻孔閉鎖）········· S128, S130
cholesteatoma（真珠腫）················ S17

cholesterol granuloma（コレステリン肉芽腫）
···················· S18, S19, S93
cholesterol granuloma of temporal bone
（側頭骨コレステリン肉芽腫）········· S78
chondrosarcoma（軟骨肉腫）········· S29, S157
congenital dacryocystocele（先天涙嚢瘤）·· S131
congenital nasal pyriform aperture stenosis
（先天性梨状口狭窄）··········· S127, S128
congenital nasolacrimal duct obstruction；
CNLDO（先天鼻涙管閉塞）········· S131
crescent-shaped compression ·········· S150

D

dedifferentiated liposarcoma（脱分化型脂肪肉腫）
····························· S68
deep retention cyst（深部の貯留嚢胞）······· S44
dentigerous cyst（含歯性嚢胞）········· S47, S48
dermoid（類皮嚢腫）················· S134
dermoid cyst（皮様嚢腫）············ S41, S42
desmoid fibromatosis（デスモイド型線維腫症）
···························· S86, S87
diffuse large B-cell lymphoma；DLBCL
（びまん性大細胞型B細胞リンパ腫）
···· S55, S94, S95, S98, S102, S103, S150, S159
dystrophic calcification（異栄養性石灰化）··S25, S90

E

Eagle症候群（Eagle syndrome）··········· S33
EBV陽性粘膜皮膚潰瘍（Epstein-Barr virus-positive mucocutaneous ulcer：EBVMCU）
···························· S102, S104
EBウイルス感染 ···················· S19
ectopic hamartomatous thymoma；EHT
（異所性過誤腫性胸腺腫）·············· S70
ectopic parathyroid gland（異所性副甲状腺）
····························· S118
ectopic thymus（異所性胸腺）······· S118, S119
ectopic thyroid（異所性甲状腺）··········· S120
Ehlers-Danlos症候群 ·················· S15
elongated styloid process（茎状突起過長症）··S33
endolymphatic sac tumor（内リンパ嚢腫瘍）···S83
eosinophilic granulomatosis with polyangiitis；
EGPA（好酸球性多発血管炎性肉芽腫症）···· S162

epidermoid cyst（類表皮嚢腫）・・・・・・・・・・・ S134
extranodal NK/T-cell lymphoma；ENKL
　（節外性NK/T細胞性リンパ腫）・・・・・・・・・S94
　－，nasal type；ENKL（－・鼻型）・・・S59, S60

F

familial medullary thyroid carcinoma；FMTC
　（家族性甲状腺髄様癌）・・・・・・・・・・・・・・・ S163
FDG-PET/CT ・・・・・・・・・・・・・・・・・・・・・・・・S97
FDG陰性のリンパ節転移 ・・・・・・・・・・・・・ S100
FDG集積と腫瘍悪性度による分類 ・・・・・ S101
fibrous dysplasia（線維性骨異形成症）・S106, S107
first branchial cleft cyst（第1鰓裂嚢胞）・S37, S39
flow void ・・・・・・・・・・・・・・・S12, S64, S65
fluid-fluid level ・・・・・・・・・・・・・・・・・・・・・S58
follicular lymphoma（濾胞性リンパ腫）・・・・・・ S109
frontonasal meningoencephalocele
　（前頭鼻部髄膜脳瘤）・・・・・・・・・・・・・・・・ S135
fungal sinusitis（菌球形成）・・・・・・・・・・・・・S90
fungal rhinosinusitis（副鼻腔真菌症）・・・・・S29
fungus ball formation（真菌性副鼻腔炎）
　・・・・・・・・・・・・・・・・・・・・・S31, S90, S91

G

glomus jugulare ・・・・・・・・・・・・・・・・・・・・S13
glomus tympanicum ・・・・・・・・・・・・・・・・S13
glomus vagale ・・・・・・・・・・・・・・・・・・・・・S13
granulomatosis with polyangiitis；GPA
　（多発血管炎性肉芽腫症）・・・・・・S88, S162, S163

H

Hasner弁 ・・・・・・・・・・・・・・・・・・・・・・ S130
hematoma（血腫）・・・・・・・・・・・・・・・S80, S82
hibernoma（褐色脂肪腫）・・・・・・・・・・S63, S64
histiocytic necrotizing lymphadenitis
　（組織球性壊死性リンパ節炎）・・・・・・・・・・・S56
Hodgkinリンパ腫 ・・・・・・・・・・・・・・・・・ S158
HPV（ヒトパピローマウイルス）・・・・・・・・・・S95
HPV（human papillomavirus）陽性 ・・・・・・・ S116
HPV陽性中咽頭癌 ・・・・・・・・・・・・・S28, S142
　－とADC値・・・・・・・・・・・・・・・・・・・・・・S95
HRAS遺伝子・・・・・・・・・・・・・・・・・・・・・・S70

I

IgG4関連疾患（IgG4-related disease；IgG4-RD）
　・・・・・・・・・・・・・・・・・S89, S158, S160
IgG4関連疾患包括診断基準 ・・・・・・・・・ S159
inner ear hemorrhage（内耳出血）・・・・・・S78, S92
inverted papilloma（内反性乳頭腫）・・・・・・・ S106

K

Kartagener症候群 ・・・・・・・・・・・・・・・・・ S165
Ki67 index ・・・・・・・・・・・・・・・・・・・・・・ S101
Kikuchi-Fujimoto lymphadenitis（菊池病）・・・・S56
Killian-Jamieson憩室 ・・・・・・・・・・・・・・・ S148

L

labyrinthitis ossificans（骨化性迷路炎）・・・・・・・S32
lingual thyroid ・・・・・・・・・・・・・・・・・・・ S120
lipoma（脂肪腫）・・・・・・・・・・・・・・・・・・・・・S63
lymphatic malformation（リンパ管奇形）
　・・・・・・・・・・・・・・・・・・S42, S80, S124
lymph node calcification（リンパ節石灰化）・・・・S27
lymph node metastasis of head and neck
　squamous cell cancer
　（頭頸部癌の頸部リンパ節転移）・・・・・・・・・・・S27
lymph node metastasis of thyroid cancer
　（甲状腺癌リンパ節転移）・・・・・・・・・・・・・・・S91
lymphoid hyperplasia ・・・・・・・・・・・・・・ S104

M

macrocystic type ・・・・・・・・・・・・・・・・・・・S80
malignant lymphoma（悪性リンパ腫）
　・・・・・・・・・・・・・・・・・S55, S94, S158
malignant melanoma（悪性黒色腫）・・・・・・・・S93
maximum intensity projection（MIP）画像 ・・・S99
　－による全身分布の把握 ・・・・・・・・・・・・・S99
MDM2遺伝子 ・・・・・・・・・・・・・・・・・・・・・S68
MEN1 ・・・・・・・・・・・・・・・・・・・S162, S163
MEN2 ・・・・・・・・・・・・・・・・・・・・・・・ S163
microcystic type ・・・・・・・・・・・・・・・・・・・S80
microscopic polyangiitis；MPA（顕微的多発血管炎）
　・・・・・・・・・・・・・・・・・・・・・・・・・・ S162
midline cervical cyst（正中頸嚢胞）・・・・・・・ S122
MRIの信号強度・・・・・・・・・・・・・・・・・・・・S86
mucocele（粘液瘤）・・・・・・・・・・・・・・S91, S92
mucoepidermoid carcinoma；MEC（粘表皮癌）
　・・・・・・・・・・・・・・・・・・・・・・・S52, S139
mucosal malignant melanoma（粘膜悪性黒色腫）
　・・・・・・・・・・・・・・・・・・・・・・・・・・・・S77
multiple endocrine neoplasia；MEN
　（多発性内分泌腫瘍症）・・・・・・・・・・・S162, S163

N

nasal dermal sinus（鼻部先天性皮膚洞）
　・・・・・・・・・・・・・・・・・・・・・・S134, S135
nasal glioma（鼻腔内グリオーマ）・・・・・・・・・ S135
nasopalatine duct cyst（鼻口蓋管嚢胞）・・・・・・ S41

neck lymph node metastasis from thyroid cancer
（甲状腺癌のリンパ節転移）・・・・・・・・S26
neuroendocrine carcinoma；NEC（神経内分泌癌）
・・・・・・・・・・・・・・・・・・・・・・・・・・・S95
nevoid basal cell carcinoma syndrome；NBCCS
（基底細胞母斑症候群）・・・・・・・・・・・・・・S47
nidus ・・・・・・・・・・・・・・・・・・・・・・・・・・S80

O

odontogenic keratocyst（歯原性角化囊胞）・・・・S47
(old) tuberculous lymphadenitis
［(陳旧性) 結核性リンパ節炎］・・・・・・・・・・S26
olfactory neuroblastoma（嗅神経芽細胞腫）・・・・S58
orbital abscess（眼窩膿瘍）・・・・・・・・・・・・S56
orbital subperiosteal abscess
（眼窩骨膜下膿瘍）・・・・・・・・・・・S56, S57
organized hematoma（血瘤腫）・・・・・・S75, S90
oronasal membrane ・・・・・・・・・・・S128, S129
osteoma（骨腫）・・・・・・・・・・・・・・・・・・・S31
osteosarcoma（骨肉腫）・・・・・・・・・・・・・S29

P

p16陽性中咽頭癌 (p16-positive oropharyngeal
cancer）・・・・・・・・・・・・・・・・・・・・・S53
─のリンパ節転移・・・・・・・・・・・・・・・・S54
paraganglioma（傍神経節腫）・・・S13, S14, S58
paramagnetic effect ・・・・・・・・・・・・・・・・S77
parapharyngeal abscess（傍咽頭間隙膿瘍）・・・S57
parathyroid adenoma（副甲状腺腺腫）・・・・S22, S60
parotid abscess（耳下腺膿瘍）・・・・・・・・・・S57
partial volume effect（部分容積効果）・・・・・・・S99
peritonsillar abscess（扁桃周囲膿瘍）・・・・・・・S57
PET画像読影上の一般的な注意点・・・・・・・・・・S97
PET装置の部分容積効果 ・・・・・・・・・・・・・S100
pharyngeal arch（咽頭弓）・・・・・・・・・・・・S114
pharyngeal fissure（咽頭裂）・・・・・・・・・・S114
pharyngeal pouch（咽頭囊）・・・・・・・・・・S114
pleomorphic adenoma；PA（多形腺腫）
・・・・・・・・・・・・・・・S21, S50, S51, S139
polar vessel sign ・・・・・・・・・・・・・・・・・・・S22
postoperative bleeding（術後出血）・・・・・S80, S82
postoperative hematoma（術後血腫）・・・・S80, S82
postoperative maxillary cyst（術後上顎囊胞）・・・S46
premaxillary part（前上顎骨部）・・・・・・・・S127
primary ciliary dyskinesia；PCD
（線毛機能不全症候群）・・・・・・・・・S164, S165
pyriform sinus fistula（梨状窩瘻）・・・・S119, S121

R

radiological CR（complete response）・・・・・・・S27

relapsing polychondritis；RP（再発性多発軟骨炎）
・・・・・・・・・・・・・・・・・・・・S163, S164
renal cell carcinoma（腎細胞癌）・・・・・・・・・S15
retropharyngeal abscess（咽後膿瘍）・・・・・・・S58
retropharyngeal edema（咽頭後間隙浮腫）・・・・S31
Rosenmüller弁・・・・・・・・・・・・・・・・・・S131

S

sack of marble ・・・・・・・・・・・・・・・・・・・S42
salivary stone（唾石）・・・・・・・・・・・・・・・S34
salt and pepper appearance ・・・・・・・・S14, S71
sarcoidosis（サルコイドーシス）
・・・・・・・・・・・・・・S27, S28, S160, S161
schwannoma（神経鞘腫）・・・・・・・・・・・・・S58
second branchial cleft cyst（第2鰓裂囊胞）・・・S40
sinonasal polyp（鼻副鼻腔ポリープ）・・・・・・・S17
Sjögren症候群・・・・・・・・S70, S89, S160, S164
solitary central maxillary incisor（上顎中切歯）
・・・・・・・・・・・・・・・・・・・・・・・・・S128
solitary fibrous tumor；SFT（孤立性線維性腫瘍）
・・・・・・・・・・・・・・・・・S14, S15, S110
spindle cell lipoma（紡錘形細胞脂肪腫）・・・・・・S66
squamous cell carcinoma；SCC（扁平上皮癌）
・・・・・・・・・・・・・・S53, S97, S98, S100
stadardized uptake value（SUV）・・・・・・・・S99
staghorn（牡鹿の角様）・・・・・・・・・・・・・・S14
starry-sky appearance ・・・・・・・・・・・・・・S118
string sign ・・・・・・・・・・・・・・・・S151, S152
sunburst様骨膜反応・・・・・・・・・・・・・・・・S29
sun-ray apperance ・・・・・・・・・・・・・・・・S141
superficial retention cyst（表在部の貯留囊胞）・・S44
suppurative lymphadenitis（化膿性リンパ節炎）
・・・・・・・・・・・・・・・・・・・・S55, S160
synovial osteochondromatosis（滑膜性骨軟骨腫症）
・・・・・・・・・・・・・・・・・・・・・・・・・・S33

T

T1強調像で高信号を示す疾患・・・・・・・・・・・S91
T2強調像で低信号を示す疾患・・・・・・・・・・・S86
T2強調像と脂肪抑制併用の有無・・・・・・・・・・S89
target sign ・・・・・・・・・・・・・・・・・・・・・S152
teratoma（奇形腫）・・・・・・・・・・・・・・・・・S69
The International Society for the Study
of Vascular Anomalies（ISSVA）・・・・・・・・S42
thyroglossal duct cyst（甲状舌管囊胞）
・・・・・・・・・・・・・S37, S38, S122, S128
thyroid cancer（甲状腺癌）・・・・・・・・・S54, S145
tonsillolith（扁桃結石）・・・・・・・・・・・・・・S34
Tornwaldt囊胞（Tornwaldt cyst）・・・・S40, S41
transosseous spread（腫瘍進展）・・・・・・・・・S94
tuberculosis（結核）・・・・・・・・・・・・S159, S161

tuberculous lymphadenitis（結核性リンパ節炎）
· S26, S55, S56
tympanosclerosis（鼓室硬化症）· · · · · · · S32, S33

U

ubiquitin-specific protease 6；*USP6*（ユビキチン特
　異的プロテアーゼ6）· · · · · · · · · · · · · · · · · ·S75
undifferentiated carcinoma（未分化癌）· · · · · ·S59
urban-like appearance · · · · · · · · · · · · · S160

V

vascularity ·S12
　－の画像による評価 · · · · · · · · · · · · · · · ·S12
vascular malformation（血管奇形）· · · · ·S29, S80
von Hippel Lindau（VHL）病 · · · · · · · · · · · ·S83

W

Warthin腫瘍（Warthin tumor）
· · · · · · · · · S19, S20, S50, S51, S77, S78, S106
washout ·S20, S22
well-differentiated liposarcoma（高分化型脂肪肉腫）
· ·S67
Work分類 ·S38, S39

Z

Zenker憩室 · S148

かな

あ

アーチファクト · · · · · · · · · · · · · · · ·S35, S134
亜急性甲状腺炎 ·S99
悪性黒色腫（malignant melanoma）· · · · · ·S86, S93
悪性リンパ腫（malignant lymphoma）
· · · · · S55, S86, S88, S89, S94, S158, S159, S160
アミロイドーシス（amyloidosis）· · · · · ·S27, S28
アレルギー性真菌性鼻副鼻腔炎
　（allergic fungal rhinosinusitis）· · · · · · ·S90, S91

い

異栄養性石灰化（dystrophic calcification）
· ·S25, S90
異所性過誤腫性胸腺腫（ectopic hamartomatous
　thymoma；EHT）· · · · · · · · · · · · · · · · · · ·S70
異所性胸腺（ectopic thymus）· · · · · · · · S118
　－の胸腺腫 · S119
　頸部の－ · S118

異所性胸腺癌 · S147
異所性甲状腺（ectopic thyroid）· · · · · · · · S120
　舌根部の－ · S122
異所性副甲状腺（ectopic parathyroid gland）
· S118
異所性副甲状腺腺腫 · · · · · · · · · · · · · · · · ·S60
　縦隔の－ · S120
　上縦隔－ ·S22
異物肉芽腫反応 ·S18
咽頭弓（pharyngeal arch）· · · · · · · · · · · S114
　－，咽頭裂，咽頭嚢の発生 · · · · · · · · · S115
咽頭後間隙浮腫（retropharyngeal edema）· · · ·S31
咽頭嚢（pharyngeal pouch）· · · · · · · · · · S114
咽頭嚢胞 ·S44
咽後膿瘍（retropharyngeal abscess）· · · · · · ·S58
咽頭裂（pharyngeal fissure）· · · · · · · · · · S114
　－と咽頭嚢に関連する発生 · · · · · · · · · S115

え

壊死・嚢胞変性 ·S49
　－の内容液の性状・信号強度 · · · · · · · · ·S49
　－を生じた病変の評価項目および代表的な疾患
· ·S49
　－を生じる疾患の鑑別診断リスト · · · · · · · ·S50
エプーリス · · · · · · · · · · · · · · · · · ·S107, S108

お

牡鹿の角様（staghorn）· · · · · · · · · · · · · ·S14
オルソパントモグラム · · · · · · · · · · · · · · · · ·S48
　－の有用性 ·S47

か

外眼筋麻痺 · S106
外傷 ·S15
海綿状血管腫（cavernous hemangioma）· ·S22, S23
海綿静脈洞血栓症 · · · · · · · · · · · · · · · · · ·S56
下顎骨骨転移 · S154
下顎骨骨肉腫 · · · · · · · · · · · · · · · · · ·S29, S141
化学放射線治療後の石灰化（calcification
　after chemoradiotherapy）· · · · · · · · ·S27, S28
顎下型がま腫 ·S45
顎下間隙の腫瘤 · · · · · · · · · · · · · · · · · · · S149
顎下腺腫瘍 · S150
顎下腺多形腺腫 · · · · · · · · · · · · · · · · · · · S150
顎下リンパ節病変 · · · · · · · · · · · · · · · · · · S150
顎関節の滑膜性骨軟骨腫症 · · · · · · · · · · · ·S34
顎骨を侵す悪性腫瘍の鑑別 · · · · · · · · · · · S141
拡散強調像で強い高信号，ADC低下を示す疾患 · ·S94
下垂体腫瘍 · S162

家族性甲状腺髄様癌 (familial medullary thyroid carcinoma；FMTC) ・・・・・・・・・ S163
褐色脂肪腫 (hibernoma) ・・・・・・・・・・ S63, S64
褐色脂肪組織 ・・・・・・・・・・・・・・・・・・・・ S103
滑膜性骨軟骨腫症 (synovial osteochondromatosis) ・・・・・・・・・・・・・・・・・・・・・・・・・・・・・・・・ S33
化膿性咽頭後リンパ節炎 ・・・・・・・・・・・・・・・ S58
化膿性外側咽頭後リンパ節炎 ・・・・・・・・・・・ S57
化膿性リンパ節炎 (suppurative lymphadenitis) ・・・・・・・・・・・・・・・・・・・・・・・・・・・ S55, S160
硝子血管型Castleman病 ・・・・・・・・・・・・・・ S58
カルシウム沈着 ・・・・・・・・・・・・・・・・・・・・・・ S25
川崎病 ・・・・・・・・・・・・・・・・・・・・・・・・・・・・・ S58
眼窩隔膜前浮腫 ・・・・・・・・・・・・・・・・・・・・・・ S56
眼窩骨膜下膿瘍 (orbital subperiosteal abscess) ・・・・・・・・・・・・・・・・・・・・・・・・・・・ S56, S57
眼窩内蜂窩織炎 ・・・・・・・・・・・・・・・・・・・・・・ S56
眼窩膿瘍 (orbital abscess) ・・・・・・・・・・・・ S56
眼球運動障害 ・・・・・・・・・・・・・・・・・・・・・・・・ S72
眼瞼炎 ・・・・・・・・・・・・・・・・・・・・・・・・・・・ S131
肝細胞癌 ・・・・・・・・・・・・・・・・・・・・・・・・・ S154
含歯性嚢胞 (dentigerous cyst) ・・・・・・ S47, S48
関節リウマチ ・・・・・・・・・・・・・・・・・・・・・ S164
顔面奇形 ・・・・・・・・・・・・・・・・・・・・・・・・・ S132
顔面静脈 ・・・・・・・・・・・・・・・・・・・・ S149, S150
顔面正中構造の発生 ・・・・・・・・・・・ S126, S127
乾酪壊死 ・・・・・・・・・・・・・・・・・・・・ S55, S159

き

気管癌 ・・・・・・・・・・・・・・・・・・・・・・・・・ S146
菊池病 (Kikuchi-Fujimoto lymphadenitis) ・・・ S56
奇形腫 (teratoma) ・・・・・・・・・・・・・ S41, S69
器質化血腫 ・・・・・・・・・・・・・・・・・・・ S74, S75
基底細胞母斑症候群 (nevoid basal cell carcinoma syndrome；NBCCS) ・・・・・・・・・・・・・ S47
嗅神経芽細胞腫 (olfactory neuroblastoma) ・・・ S58
急性涙嚢炎 ・・・・・・・・・・・・・・・・・・・・・ S131
巨細胞性肉芽腫 ・・・・・・・・・・・・・・・・・・・・ S75
菌球形成 (fungal sinusitis) ・・・・・ S31, S90, S91

く

グロムス腫瘍 ・・・・・・・・・・・・・・・・・・・・・・ S83

け

茎状突起過長症 (elongated styloid process) ・・・・・・・・・・・・・・・・・・・・・・・・・・・ S25, S33
頸動脈術後 ・・・・・・・・・・・・・・・・・・・・・・・ S16
頸動脈破裂症候群 (carotid blowout syndrome；CBS) ・・・・・・・・・・・・・・・・・・・・・・・・ S81, S82
頸動脈瘤 (carotid artery aneurysm) ・・・・・・・ S15

茎突下顎トンネルの開大 ・・・・・・・・・・ S153, S154
頸部石灰化リンパ節病変 ・・・・・・・・・・・・・・ S28
外科手術後の再建皮弁 ・・・・・・・・・・・・・・・ S71
結核 (tuberculosis) ・・・・・・・・・・・・ S159, S161
－および非結核性抗酸菌によるリンパ節炎 ・・・ S55
結核性リンパ節炎 (tuberculous lymphadenitis) ・・・・・・・・・・・・・・・・ S26, S55, S56, S159
血管奇形 (vascular malformation) ・・ S22, S29, S80
顎下間隙の－ ・・・・・・・・・・・・・・・・・・・・ S30
血管系腫瘍 ・・・・・・・・・・・・・・・・・・・・・・・ S58
血管脂肪腫 (angiolipoma) ・・・・・・・・・・・・ S65
血管腫 ・・・・・・・・・・・・・・・・・・・・・・・・・・・ S65
－・脈管奇形・血管奇形・リンパ管奇形・リンパ管腫症診療ガイドライン ・・・・・・・・ S42
血腫 (hematoma) ・・・・・・・ S75, S80, S82, S90
結膜炎 ・・・・・・・・・・・・・・・・・・・・・・・・・・ S131
血瘤腫 (organized hematoma) ・・・・・・・ S75, S90
上顎洞の－ ・・・・・・・・・・・・・・・・・・・・・・ S76
顕微的多発血管炎 (microscopic polyangiitis；MPA) ・・・・・・・・・・・・・・・・・・・・・・・・・・・ S162

こ

口蓋 ・・・・・・・・・・・・・・・・・・・・・・・・・・・ S127
口蓋裂 ・・・・・・・・・・・・・・・・・・・・・・・・・・ S128
降下性壊死性縦隔炎 ・・・・・・・・・・・・・・・・・ S58
高カルシウム血症 ・・・・・・・・・・・・・・・・・・ S146
口腔小唾液腺癌の発生頻度および好発部位 ・・・・ S139
口腔・中咽頭領域 ・・・・・・・・・・・・・ S114, S138
口腔の扁平上皮癌と小唾液腺由来の癌との鑑別 ・・・・・・・・・・・・・・・・・・・・・・・・・・・・・ S139
口腔領域の腫瘍 ・・・・・・・・・・・・・・ S138, S141
抗好中球細胞質抗体 (anti-neutrophil cytoplasmic antibody；ANCA) ・・・・・・・・・・・・・・ S88
好酸球性多発血管炎性肉芽腫症 (eosinophilic granulomatosis with polyangiitis；EGPA) ・・・・・・・・・・・・・・・・・・・・・・ S162
好酸球性アレルギー性ムチン ・・・・・・・・・・ S90
"高集積"する"悪性疾患" ・・・・・・・・・・・・ S102
"高集積"する"良性腫瘍・非腫瘍性疾患" ・・・・ S102
甲状舌管嚢胞 (thyroglossal duct cyst) ・・・・・・・・・・・・・・・・ S37, S38, S122, S123
側頸部の－ ・・・・・・・・・・・・・・・・・・・・・ S123
甲状舌管嚢胞由来癌 ・・・・・・・・・・・・・・・・・ S39
甲状腺癌 (thyroid cancer) ・・・ S54, S142, S145
－のリンパ節転移 (neck lymph node metastasis from thyroid cancer) ・・・・・ S26, S27, S54, S91
甲状腺周囲病変 ・・・・・・・・・・・・・・・・・・・ S145
－の鑑別 ・・・・・・・・・・・・・・・・・・・・・・ S145
甲状腺乳頭癌 ・・・・・・・・・・・・・・・・・・・・ S117
甲状腺乳頭癌リンパ節転移 ・・・・・・・・・・・・ S92
甲状腺の下降経路 ・・・・・・・・・・・・・・・・・ S121
甲状腺の発生と病態 ・・・・・・・・・・・・・・・ S120

甲状腺未分化癌 ・・・・・・・・・・・・・・・・・・・・・・S59
喉頭蓋谷嚢胞 ・・・・・・・・・・・・・・・・・・・・・・S44
喉頭軟骨肉腫 ・・・・・・・・・・・・・・・・・・・・・S144
喉頭嚢胞 ・・・・・・・・・・・・・・・・・・・・・・・・S44
喉頭病変 ・・・・・・・・・・・・・・・・・・・・・・・S144
後鼻孔閉鎖 (choanal atresia) ・・・・・・・S128, S130
高分化型脂肪肉腫 (well-differentiated liposarcoma)
・・・・・・・・・・・・・・・・・・・・・・・・・・S67, S68
硬膜外膿瘍 ・・・・・・・・・・・・・・・・・・・・・S134
硬膜突起の退縮過程 ・・・・・・・・・・・・・・・・S134
鼓室硬化症 (tympanosclerosis) ・・・・・・S32, S33
骨壊死 ・・・・・・・・・・・・・・・・・・・・・・・・S98
骨芽細胞腫 ・・・・・・・・・・・・・・・・・・・・・S75
骨化性迷路炎 (labyrinthitis ossificans) ・・・・・・S32
骨巨細胞腫 ・・・・・・・・・・・・・・・・・・・・・S75
骨腫 (osteoma) ・・・・・・・・・・・・・・・・・・・S31
骨髄炎 ・・・・・・・・・・・・・・・・・・・・・・・・S98
骨内癌 ・・・・・・・・・・・・・・・・・・・・・・・S141
骨肉腫 (osteosarcoma) ・・・・・・・・・・・S29, S75
後鼻孔ポリープ ・・・・・・・・・・・・・・・・・・・S17
孤立性線維性腫瘍 (solitary fibrous tumor：SFT)
・・・・・・・・・・・ S14, S15, S23, S58, S110
コレステリン結晶 ・・・・・・・・・・・・・・・・S78, S93
コレステリン肉芽腫 (cholesterol granuloma)
・・・・・・・・・・・・・・・・・・・S18, S19, S93

　鼓室，乳突洞の－ ・・・・・・・・・・・・・・・・S79
　錐体骨尖部の－ ・・・・・・・・・・・・・・・・・S79

さ

鰓弓 ・・・・・・・・・・・・・・・・・・S33, S70, S114
再発性多発軟骨炎 (relapsing polychondritis：RP)
・・・・・・・・・・・・・・・・・・・・・S163, S164
細胞外液量 ・・・・・・・・・・・・・・・・・・・・・S13
サイログロブリン ・・・・・・・・・・・・・・・・S54, S92
サルコイドーシス (sarcoidosis)
・・・・・・ S27, S28, S88, S89, S108, S160, S161
漸増性の造影パターン ・・・・・・・・・・・・・・・・S21

し

耳下腺腫瘍 ・・・・・・・・・・・・・・・・・・・・S152
耳下腺腺様嚢胞癌 ・・・・・・・・・・・・・・・・・S152
耳下腺内顔面神経鞘腫 ・・・・・・・・・・・・・・・S152
耳下腺内の腫瘤 ・・・・・・・・・・・・・・・・・・S151
耳下腺膿瘍 (parotid abscess) ・・・・・・・・・・S57
歯原性角化嚢胞 (odontogenic keratocyst) ・・・・S47
歯原性発育性嚢胞 ・・・・・・・・・・・・・・・・・S47
篩骨篩板の骨化過程 ・・・・・・・・・・・・・・・・S133
歯性炎症 ・・・・・・・・・・・・・・・・・・・・・S105
歯肉癌 ・・・・・・・・・・・・・・・・・・・・S81, S141
歯肉扁平上皮癌 ・・・・・・・・・・・・・・・・・・S139
脂肪 ・・・・・・・・・・・・・・・・・・・・・・・・S62

－の同定に必要な検査方法 ・・・・・・・・・・・S63
　－を含有もしくは変化を来す疾患 ・・・・・・・・S62
脂肪腫 (lipoma) ・・・・・・・・・・・・・・・S63, S64
脂肪性腫瘍 ・・・・・・・・・・・・・・・・・・S62, S63
　－以外の病変 ・・・・・・・・・・・・・・・・・・S69
縦隔膿瘍 ・・・・・・・・・・・・・・・・・・・・・・S58
出血 ・・・・・・・・・・・・・・・・S74, S75, S92, S93
　－の発生機序 ・・・・・・・・・・・・・・・・・・S74
　－を来しやすい腫瘍・腫瘍類似疾患 ・・・・・・・S74
　－を示す疾患・病態・変化 ・・・・・・・・・・・S74
術後頸部血腫 ・・・・・・・・・・・・・・・・・・・・S81
術後血腫 (postoperative hematoma) ・・・・S80, S82
術後出血 (postoperative bleeding) ・・・・・・S80, S82
術後上顎嚢胞 (postoperative maxillary cyst) ・・S46
腫瘍外出血 ・・・・・・・・・・・・・・・・・・・・・S75
腫瘍進展 (transosseous spread) ・・・・・・・・・S94
腫瘍内出血 ・・・・・・・・・・・・・・・・・・・・・S75
上咽頭癌 ・・・・・・・・・・・・・・・・・・・・・S155
　－の頭蓋底浸潤 ・・・・・・・・・・・・・・・・・S156
　－の頭蓋底，頭蓋内への進展経路 ・・・・・・・・S156
上顎中切歯 (solitary central maxillary incisor)
・・・・・・・・・・・・・・・・・・・・・S127, S128
上顎洞後鼻孔ポリープ ・・・・・・・・・・・・・・・S17
上縦隔異所性副甲状腺腺腫 ・・・・・・・・・・・・・S22
小唾液腺癌 ・・・・・・・・・・・・・・・・・・・・S139
小唾液腺腫瘍の特徴 ・・・・・・・・・・・・・・・・S139
小唾液腺の分布 ・・・・・・・・・・・・・・・・・・S50
上皮性悪性腫瘍 ・・・・・・・・・・・・・・・・・・・S77
静脈奇形 ・・・・・・・・・・・・・・・・・・・・・・S80
静脈石 ・・・・・・・・・・・・・・・・S23, S29, S30
静脈閉塞 ・・・・・・・・・・・・・・・・・・・・・・S75
静脈瘤 ・・・・・・・・・・・・・・・・・・・・・・・S23
食道憩室 ・・・・・・・・・・・・・・・・・・・・・S147
　－の名称 ・・・・・・・・・・・・・・・・・・・・S148
真菌性副鼻腔炎 (fungus ball formation)
・・・・・・・・・・・・・・・・・・・S31, S90, S91
神経原性腫瘍 ・・・・・・・・・・・・・・・・・・・S152
神経周囲進展 ・・・・・・・・・・S52, S138, S139, S152
神経鞘腫 (schwannoma) ・・・・S23, S51, S58, S142
神経内分泌癌 (neuroendocrine carcinoma：NEC)
・・・・・・・・・・・・・・・・・・・・・・・・・S95
腎細胞癌 (renal cell carcinoma) ・・・・・・・・・S15
　－の転移 ・・・・・・・・・・・・・・・・・・・・S15
　－の鼻腔転移 ・・・・・・・・・・・・・・・・・・S16
真珠腫 (cholesteatoma) ・・・・・・・S17, S78, S93
真珠腫性中耳炎 ・・・・・・・・・・・・・・・・・・・S18
浸潤性真菌性副鼻腔炎 ・・・・・・・・・・・・・・・S90

す

膵内分泌腫瘍 ・・・・・・・・・・・・・・・・・・・S162
髄膜炎 ・・・・・・・・・・・・・・・・・・・S32, S134

索引

髄膜腫 ・・・・・・・・・・・・・・・・・・・・・・・・・S23

せ

声帯麻痺 ・・・・・・・・・・・・・・・・・・・・・S105
正中頸囊胞（midline cervical cyst）・・・・・・・・ S122
声門癌 ・・・・・・・・・・・・・・・・・・・・・・・・S145
声門上癌 ・・・・・・・・・・・・・・・・・・・・・・・S82
脊索腫 ・・・・・・・・・・・・・・・・・・・・・・・・S157
舌萎縮 ・・・・・・・・・・・・・・・・・・・・・・・・S72
舌運動障害 ・・・・・・・・・・・・・・・・・・・・・・S72
石灰化・骨化 ・・・・・・・・・・・・・・・・・・・・・S25
　－の発生機序 ・・・・・・・・・・・・・・・・・・・・S25
　－の評価における画像診断モダリティの特性 ・・・S35
　－を示す疾患 ・・・・・・・・・・・・・・・・・・・・S26
　－を示す疾患・病態・変化 ・・・・・・・・・・・・・S25
石灰化を示すリンパ節病変 ・・・・・・・・・・・・・・S26
節外性NK/T細胞性リンパ腫（extranodal NK/T-cell
　lymphoma；ENKL）・・・・・・・・・・・・・・・・S94
　－・鼻型（－, nasal type；ENKL）・・・・・S59, S60
石灰沈着性頸長筋腱炎（calcific tendinitis of
　the longus colli muscle）・・・・・・・・・S30, S31
舌下神経麻痺による脱神経化 ・・・・・・・・・・・・・S72
舌骨下頸部 ・・・・・・・・・・・・・・・・・・・・・S114
舌骨下領域 ・・・・・・・・・・・・・・・・・・・・・S138
舌骨上頸部 ・・・・・・・・・・・・・・・・・・・・・S126
舌骨上領域 ・・・・・・・・・・・・・・・・・・・・・S149
線維筋性異形成 ・・・・・・・・・・・・・・・・・・・S15
線維性異形成 ・・・・・・・・・・・・・・・・・・・・S75
線維性骨異形成症（fibrous dysplasia）・S106, S107
腺腫様甲状腺腫 ・・・・・・・・・・・・・・・・・・・S106
前上顎骨部（premaxillary part）・・・・・・・・・S127
全身疾患と関連する頭頸部病変 ・・・・・・・・・・・S162
全身疾患と関連する頭頸部リンパ節腫大 ・・・・・・S159
喘息 ・・・・・・・・・・・・・・・・・・・・・・・・S162
先天性梨状口狭窄（congenital nasal pyriform
　aperture stenosis）・・・・・・・・・・・S127, S128
先天鼻涙管閉塞（congenital nasolacrimal duct
　obstruction；CNLDO）・・・・・・・・・・・・・S131
先天涙囊瘤（congenital dacryocystocele）・・S131
前頭鼻部髄膜脳瘤
　（frontonasal meningoencephalocele）・・S135
線毛機能不全症候群（primary ciliary dyskinesia；
　PCD）・・・・・・・・・・・・・・・・・・S164, S165
腺様囊胞癌（adenoid cystic carcinoma；ACC）
　・・・・・・・・・・・・・・・S52, S53, S139, S140

そ

造影剤の薬物動態 ・・・・・・・・・・・・・・・・・・S13
早期濃染 ・・・・・・・・・・・・・・・・・・・・S15, S20
総頸動脈瘤 ・・・・・・・・・・・・・・・・・・・・・S16
側頸囊胞 ・・・・・・・・・・・・・・・・・S92, S115, S142

　－と囊胞性リンパ節転移の鑑別 ・・・・・・・・ S143
側頸部囊胞性病変 ・・・・・・・・・・・・・・・・・ S142
　－の鑑別 ・・・・・・・・・・・・・・・・・・・・ S142
側頭骨コレステリン肉芽腫（cholesterol granuloma
　of temporal bone）・・・・・・・・・・・・・・・・S78
組織球性壊死性リンパ節炎（histiocytic necrotizing
　lymphadenitis）・・・・・・・・・・・・・・・・・S56

た

第1鰓裂瘻孔 ・・・・・・・・・・・・・・・・・・・・S57
第1鰓裂囊胞（first branchial cleft cyst）・・S37, S39
第2咽頭裂囊胞 ・・・・・・・・・・・・・・・S115, S116
第2鰓裂囊胞（second branchial cleft cyst）
　・・・・・・・・・・・・・・・・S40, S53, S142
第3咽頭囊 ・・・・・・・・・・・・・・・・・・・・・S117
第3，4咽頭囊由来の胸腺 ・・・・・・・・・・・・・・S117
第4咽頭囊 ・・・・・・・・・・・・・・・・・・・・・S117
大動脈炎症候群 ・・・・・・・・・・・・・・・・・・・S15
ダイナミック検査 ・・・・・・・・・・・・・・・・・・S12
　－における造影効果と組織との関連 ・・・・・・・・S14
ダイナミック・スタディの造影パターンが特徴的な病変
　・・・・・・・・・・・・・・・・・・・・・・・・・S19
唾液腺炎 ・・・・・・・・・・・・・・・・・・・・・・S34
唾液腺腫瘍 ・・・・・・・・・・・・・・・・・・S19, S50
　悪性の－ ・・・・・・・・・・・・・・・・・・・・・S19
唾液腺の脂肪変性 ・・・・・・・・・・・・・・・S70, S71
多形腺腫（pleomorphic adenoma；PA）
　・・・・・・・・・S21, S50, S51, S77, S106, S139
　－に類似する疾患 ・・・・・・・・・・・・・・・・・S51
　耳下腺深葉由来の－ ・・・・・・・・・・・・・・・ S154
　小唾液腺由来の－ ・・・・・・・・・・・・・・・・ S153
多血性腫瘍 ・・・・・・・・・・・・・・・・・・・・・S58
多血性病変 ・・・・・・・・・・・・・・・・・・・・・S13
唾石（salivary stone）・・・・・・・・・・・・・・・S34
脱分化型脂肪肉腫（dedifferentiated liposarcoma）
　・・・・・・・・・・・・・・・・・・・・・・・・・S68
多発血管炎性肉芽腫症（granulomatosis with
　polyangiitis；GPA）・・・・・・・・S88, S162, S163
多発性内分泌腫瘍症（multiple endocrine neoplasia；
　MEN）・・・・・・・・・・・・・・・・・・・・・S162
多発病変・随伴病変 ・・・・・・・・・・・・・・・・S158
　頭頸部臓器と関連する－ ・・・・・・・・・・・・・S160
　頭頸部リンパ節と関連する－ ・・・・・・・・・・・S158
単純型がま腫 ・・・・・・・・・・・・・・・・・・・・S45
淡明細胞型腎細胞癌 ・・・・・・・・・・・・・・・・・S15

ち

遅延相 ・・・・・・・・・・・・・・・・・・・・・・・S13
中咽頭癌の囊胞性リンパ節転移 ・・・・・・・・・・ S143
中耳炎 ・・・・・・・・・・・・・・・・・・・・S17, S162
中心壊死 ・・・・・・・・・・・・・・・・・・・・・・S53

中頭蓋底病変 ･････････････････････････ S155
聴神経鞘腫 ･･･････････････････････････ S59
貯留嚢胞 ･････････････････････････････ S44
　深部の－（deep retention cyst）･･････ S44
　表在部の－（superficial retention cyst）････ S44
（陳旧性）結核性リンパ節炎
　［(old) tuberculous lymphadenitis］･･････ S26

つ

"詰まり"を成因とする嚢胞性病変 ･････････ S43

て

低悪性度唾液腺腫瘍 ･････････････････ S51
低悪性度リンパ腫 ･･･････････････････ S109
"低～中程度集積"の"悪性疾患" ･････････ S109
"低～中程度集積"の"良性腫瘍・非腫瘍性疾患" ･ S110
デスモイド型線維腫症（desmoid fibromatosis）
　････････････････････････････････ S86, S87
転移性腫瘍 ･･･････････････････････････ S83

と

頭蓋外病変 ･････････････････････････ S155
頭蓋底骨髄炎 ･･･････････････････････ S155
頭蓋底軟骨肉腫 ･･･････････････････････ S30
頭頸部 ･････････････････････････････ S25
　－の発生と病態 ･･･････････････････ S114
頭頸部癌の頸部リンパ節転移（lymph node
　metastasis of head and neck squamous cell
　cancer）････････････････････････････ S27
頭頸部嚢胞性病変の鑑別診断 ･･･････････ S38
頭頸部癌頸部リンパ節転移 ･････････････ S28
頭頸部リンパ節 ･･･････････････････････ S158
動静脈奇形 ･･･････････････････････ S75, S80
動静脈瘻 ･････････････････････････････ S80
糖尿病 ･････････････････････････････ S155
動脈相 ･･･････････････････････････････ S12
動脈瘤 ･････････････････････････････ S142
動脈瘤様骨嚢腫（aneurysmal bone cyst；ABC）
　････････････････････････････ S74, S75, S76
特発性内耳出血 ･･････････････････････ S78

な

内視鏡的副鼻腔手術 ･････････････････ S46
内耳出血（inner ear hemorrhage）
　･･･････････････････ S78, S80, S92, S93
内反性乳頭腫（inverted papilloma）･････ S106
内リンパ嚢腫瘍（endolymphatic sac tumor）･･･ S83
軟骨腫 ･････････････････････････････ S145
軟骨肉腫（chondrosarcoma）････ S29, S144, S157

に

肉芽腫性慢性炎症 ･･･････････････････ S26
乳頭腫 ･･･････････････････････････ S106

ね

粘液瘤（mucocele）･･･････････････ S91, S92
粘膜悪性黒色腫（mucosal malignant melanoma）
　････････････････････････････････ S77
　鼻腔の－ ･････････････････････････ S77
粘表皮癌（mucoepidermoid carcinoma；MEC）
　････････････････････････････ S52, S139

の

脳神経麻痺による脱神経化 ･･････････ S72
嚢胞性神経鞘腫 ･･･････････････････ S92
嚢胞性病変 ･････････････････････････ S37
　後天的原因による－ ･････････････ S47
　手術修飾による－ ･･･････････････ S46
嚢胞性リンパ節転移 ･･････････ S117, S142
膿瘍 ･･･････････････････････････････ S56

は

拍動性腫瘤 ･････････････････････････ S15
発生異常を成因とする頭頸部嚢胞性病変 ･･････ S37
発生母地 ･･･････････････････････････ S37

ひ

非壊死性類上皮細胞性肉芽腫 ･･････････ S27
鼻腔 ･････････････････････････････ S126
　－から後鼻孔の形成 ･････････････ S129
　－の発生 ･･･････････････････････ S128
鼻口蓋管嚢胞（nasopalatine duct cyst）･･･ S41
鼻腔癌 ･･･････････････････････････････ S82
鼻腔腺様嚢胞癌 ･････････････････････ S71
鼻腔内グリオーマ（nasal glioma）･･･････ S135
肥厚性硬膜炎 ･･･････････････････････ S88
鼻根部の発生 ･･･････････････ S132, S133
ヒトパピローマウイルス（HPV）･････････ S95
鼻副鼻腔ポリープ（sinonasal polyp）･････ S17
鼻部先天性皮膚洞（nasal dermal sinus）
　････････････････････････････ S134, S135
びまん性大細胞型B細胞リンパ腫（diffuse large B-cell
　lymphoma；DLBCL）･････ S55, S94, S95, S98,
　　　　　　　　　S102, S103, S105, S150, S159
皮様嚢腫（dermoid cyst）････････････ S41, S42
鼻涙管の骨性閉鎖／狭窄 ･･････････ S132
鼻涙管の発生 ･････････････････････ S130

披裂軟骨の生理的硬化 ・・・・・・・・・・・・・・・・S32, S33

ふ

副甲状腺癌 ・・・・・・・・・・・・・・・・・・・・・・・ S146
副甲状腺腫 ・・・・・・・・・・・・・・・・・・・・・・・ S162
副甲状腺腺腫 (parathyroid adenoma) ・・・・S22, S60
副甲状腺の発生学 ・・・・・・・・・・・・・・・・・・・S61
副鼻腔骨腫 ・・・・・・・・・・・・・・・・・・・・・・・・S31
副鼻腔真菌症 (fungal rhinosinusitis) ・・・・・・・・S29
部分容積効果 (partial volume effect) ・・・・・・・・S99

へ

ヘモグロビンの代謝 ・・・・・・・・・・・・・・・・・・・S74
ヘモジデリン沈着 ・・・・・・・・・・・・・・・・S75, S78
片側外眼筋麻痺 ・・・・・・・・・・・・・・・・・・・ S103
片側声帯麻痺 ・・・・・・・・・・・・・・・・・・・・・ S103
扁桃結石 (tonsillolith) ・・・・・・・・・・・・・・・・S34
扁桃周囲膿瘍 (peritonsillar abscess) ・・・・・・・S57
扁平上皮癌 (squamous cell carcinoma ; SCC)
・・・・・・・・・・・・・・・・・・・S53, S97, S98, S100

ほ

傍咽頭間隙膿瘍 (parapharyngeal abscess) ・・・S57
傍咽頭間隙の脂肪偏位による由来の鑑別 ・・・・・ S153
傍咽頭間隙の腫瘤 ・・・・・・・・・・・・・・・・・・ S153
乏血性病変 ・・・・・・・・・・・・・・・・・・・・・・・S17
傍神経節腫 (paraganglioma) ・・・・・・S13, S14, S58
紡錘形細胞脂肪腫 (spindle cell lipoma) ・・・・・・S66

ま

慢性上顎洞炎 ・・・・・・・・・・・・・・・・・・・・・ S107
慢性中耳炎 ・・・・・・・・・・・・・・・・・・・・・・・S32
慢性副鼻腔炎 ・・・・・・・・・・・・・・・・・・・・・ S107
慢性扁桃炎 ・・・・・・・・・・・・・・・・・・・・・・・S35

み

未分化癌 (undifferentiated carcinoma) ・・・・・・S59

む

無色素性悪性黒色腫 (amelanotic melanoma) ・・・S94

め

迷路炎 ・・・・・・・・・・・・・・・・・・・・・・・・・・S92
メラニン ・・・・・・・・・・・・・・・・・・・・・・S77, S94

も

毛細血管拡張性骨肉腫 ・・・・・・・・・・・・・・・・・S75
毛細血管奇形 ・・・・・・・・・・・・・・・・・・・・・・S80

や

薬剤誘発性歯肉増殖症 ・・・・・・・・・・・・・・・・ S108

ゆ

ユビキチン特異的プロテアーゼ6 (ubiquitin-specific
protease 6 ; USP6) 癌遺伝子 ・・・・・・・・・・S75

り

梨状窩瘻 (pyriform sinus fistula)
・・・・・・・・・・・・・・・・・S117, S119, S121
　ーと咽頭弓の発生 ・・・・・・・・・・・・・・・・・ S119
梨状口 ・・・・・・・・・・・・・・・・・・・・・・・・ S127
リンパ管奇形 (lymphatic malformation)
・・・・・・・・・・・・・・・S23, S42, S80, S124
　顎下部のー ・・・・・・・・・・・・・・・・・・・・・S81
リンパ管腫 ・・・・・・・・・・・・・・・・・・・・・・・S92
リンパ節石灰化 (lymph node calcification) ・・・・S27
リンパ節転移 ・・・・・・・・・・・・・・・・・・・S53, S54
リンパ節病変 ・・・・・・・・・・・・・・・・・・・・・・S53

る

類上皮腫 ・・・・・・・・・・・・・・S17, S41, S78, S93
涙嚢ヘルニア ・・・・・・・・・・・・・・・・・・・・・ S131
類皮嚢腫 (dermoid) ・・・・・・・・・・・・・・・・・ S134
類表皮嚢腫 (epidermoid cyst) ・・・・・・・・・・・ S134

ろ

濾胞性リンパ腫 (follicular lymphoma) ・・・・・・ S109
濾胞腺腫 ・・・・・・・・・・・・・・・・・・・・・・・ S106

画像診断 BACK NUMBERS

2022 年

1 月号 これで確定⁉ 画像をみて，ふと立ち止まる瞬間
（松木 充 編）

2 月号 "-pathy" でせまる中枢神経疾患
（田岡俊昭 編）

3 月号 膵癌早期診断のイノベーションを求めて
（竹原康雄 編）

4 月号 局在からみた腹部救急画像診断 （近藤浩史 編）

5 月号 肺結節・腫瘤の画像診断に強くなる
（石川浩志 編）

6 月号 はじめよう！ 心臓の画像診断 （宇都宮大輔 編）

7 月号 押さえておきたい脊椎・脊髄疾患の画像診断
Case-based review （前田正幸 編）

8 月号 骨軟部画像診断—珠玉の症例集
（藤本 肇，野崎太希 編）

9 月号 吸い込みでおこる肺疾患の画像診断と病理
（加藤勝也 編）

10 月号 AYA 世代にみられる疾患の画像診断
（野崎太希，松木 充，画像診断実行編集委員会 編）

11 月号 これだけは読めるように—
乳癌画像診断のミニマルエッセンス
（久保田一徳 編）

12 月号 診断に直結！ ルーチン MRI に加えるべき
鋭い撮像 （片平和博 編）

2023 年

1 月号 ビギナーのための頭部画像診断
—Q&A アプローチ— 2023 （平井俊範 編）

2 月号 肺だけが胸部ではない！
縦隔・胸膜・胸壁の画像診断 （本多 修 編）

3 月号 薬物療法時代の肝細胞癌診断と治療
（祖父江慶太郎 編）

4 月号 頭部救急画像診断—少しだけ立ち止まって
（中村尚生 編）

5 月号 唾液腺・甲状腺をきわめる （豊田圭子 編）

6 月号 骨軟部画像診断—珠玉の症例集 Part 2
（野崎太希，藤本 肇 編）

7 月号 子宮内膜症の病態と画像診断 —温故知新
（竹内麻由美 編）

8 月号 わかる！ びまん性肺疾患 （岩澤多恵 編）

9 月号 WHO 脳腫瘍分類 第5版 徹底解説
Case-based review （黒川 遼 編）

10 月号 腸炎・腹膜炎を読み解く
—病態と画像所見の対比 （谷掛雅人 編）

11 月号 これであなたも名探偵！ 転移の画像所見から
原発巣を当てる （神田知紀 編）

12 月号 全身の血栓症・塞栓症を考える
（岡田 真広，松木 充 編）

2024 年

1 月号 症例から学ぶ心臓血管放射線診断
（宇都宮大輔 編）

2 月号 ビギナーのための骨軟部画像診断
—Q&A アプローチ— （山本麻子 編）

3 月号 押さえておきたい呼吸器疾患の画像診断
Case-based review （杉浦弘明 編）

4 月号 頭部の common disease にみる
非典型的画像所見 （鹿戸将史 編）

5 月号 知っておくべき核医学診断・治療の
ミニマルエッセンス （中本裕士 編）

6 月号 治療に役立つ腹部画像診断
レポートのポイント （市川新太郎 編）

7 月号 臨床所見から考える婦人科画像診断
（齋田 司 編）

8 月号 呼吸器の common disease にみる
非典型的画像所見 （楠本昌彦，江頭玲子 編）

9 月号 スポーツ診療と画像診断 （野崎太希 編）

10 月号 肝胆膵の common disease にみる
非典型的画像所見 （伊東克能 編）

11 月号 "経過観察" の脳画像診断：
ホントに著変ありません？ （國松 聡 編）

12 月号 ビギナーからエキスパートのための
認知症画像診断 （石井一成 編）

2025 年

1 月号 ビギナーのための胸部画像診断
—Q&A アプローチ— 2025 （西本優子 編）

2 月号 エキスパートをめざす産婦人科の画像診断
Case-based review （藤井進也 編）

増刊号

● 2023 年
胸部 X 線診断再入門 —症例から学ぶ読影法—
（芦澤和人，楠本昌彦 編著）
B5 判，208 頁，定価：6,490 円（10％税込）

癌治療後の局所再発と転移の画像診断
（楠本昌彦 編著）
B5 判，184 頁，定価：6,490 円（10％税込）

● 2024 年
"現場的" 外傷画像診断と IVR
〜命を救う Radiology のチカラ （一ノ瀬嘉明 編著）
B5 判，204 頁，定価：6,490 円（10％税込）

押さえておきたい小児疾患 58 （赤坂好宣 編著）
B5 判，160 頁，定価：6,490 円（10％税込）

[広告さくいん]　※広告については，株式会社 Gakken 企業営業チームまでお問い合わせください（e-mail：m-koukoku@gakken.co.jp）

キヤノンメディカルシステムズ　…………………　表2

画像診断

Japanese Journal
of Imaging
Diagnosis

2025 年増刊号　　Vol.45 No.4 2025

多様な視点で探る頭頸部画像診断
―画像所見・発生・由来臓器から読み解く―

定価：6,600 円（10％税込）　　　2025 年 3 月 10 日　第 1 刷発行

発行人　　川畑　勝
編集人　　小林香織
発行所　　株式会社Gakken
　　　　　〒141-8416　東京都品川区西五反田2-11-8
印刷・製本　TOPPANクロレ株式会社

この雑誌に関する各種お問い合わせ先

● 雑誌の内容については https://www.corp-gakken.co.jp/contact/　　　● 左記以外のお問い合わせは Tel 0570-056-710（学研グループ総合案内）
● 在庫については Tel 03-6431-1234（営業）
● 不良品（落丁，乱丁）については Tel 0570-000577（学研業務センター）
　　〒 354-0045 埼玉県入間郡三芳町上富 279-1

©Gakken

本書の無断転載，複製，複写（コピー），翻訳を禁じます．
本書に掲載する著作物の複製権・翻訳権・上映権・譲渡権・公衆送信権（送信可能化権を含む）は株式会社Gakkenが管理します．
本書を代行業者等の第三者に依頼してスキャンやデジタル化することは，たとえ個人や家庭内での利用であっても，著作権法上，認められておりません．

本書に記載されている内容は，出版時の最新情報に基づくとともに，臨床例をもとに正確かつ普遍化すべく，著者，編者，監修者，編集委員ならびに出版社
それぞれが最善の努力をしております．しかし，本書の記載内容によりトラブルや損害，不測の事故等が生じた場合，著者，編者，監修者，編集委員ならび
に出版社は，その責を負いかねます．
また，本書に記載されている医薬品や機器等の使用にあたっては，常に最新の各々の添付文書（電子添文）や取り扱い説明書を参照のうえ，適応や使用方法
等をご確認ください．

株式会社Gakken

JCOPY　〈出版者著作権管理機構　委託出版物〉
　　　　　本書の無断複写は著作権法上での例外を除き禁じられています．複写される場合は，そのつど事前に，出版者著作権管理機構
　　　　　（Tel 03-5244-5088，FAX 03-5244-5089，e-mail：info@jcopy.or.jp）の許諾を得てください．

※　「秀潤社」は，株式会社Gakkenの医学書・雑誌のブランド名です．
※　『画像診断』は，株式会社学研ホールディングスの登録商標です．（登録商標第 4720117 号）
※　学研グループの書籍・雑誌についての新刊情報・詳細情報は，右記をご覧ください．学研出版サイト https://hon.gakken.jp/